현대 가정의학 시리즈 ⑩

온 가족이 다함께 건강한 한 평생을!!

갱년기 장해 치료법

완벽한 사진해설

현대건강연구회 편

太乙出版社

머 리 말

현재 갱년기에 들어서 있는 여성은 1930~1940년 사이에 태어나 식량난 시대에 청년기를 보낸 사람들이다. 신혼시절부터 남편은 일에만 몰두하고 가정내의 일은 혼자서 꾸려 나오신 분들이 많지 않을까.

남편과 아이들을 위해 애쓰다 문득 생각이 미쳤을 때는 이미 갱년기이다. 사회의 가치관도 이전과는 일변해 버렸다. 자식의 부부와는 생활을 함께 하기가 어려운 만큼 감각의 차이가 있으며, 그렇다고 해서 오로지 일만 아는 남편과 새삼스럽게 커플로 즐긴다는 무드도 아니고, 아무튼 수지가 맞지 않는다는 탄식 소리가 들려오는 듯하다.

갱년기의 불쾌증상엔 본문에서도 언급하겠지만, 좀처럼 타인이 알아줄 수 없는 괴로움이 있다. 게다가 이 불쾌증상은 실로 다채롭고 장기간 계속된다. 남이 갱년기장해를 좀처럼 이해하기 어려운 요인의 하나도 여기에 있는 것이다.

50대 전후의 남성에게는 굳이 입밖에 내지 않더라도 부부의 기분은 서로 통한다는 생각이 있는 듯하다. 어쩌면 부인이 상상하는 것보다도 괴로운 기분을 훨씬 자주 이해하고 있을 지도 모른다. 그러나 이와 같은 서로의 단점이 커다란 도랑을 만든다고 하지 않을 수 없는 것 또한 사실이다. 부부가 좀더 서로 이야기하고 서로를 이해하며, 또 그러기 위해서도 이 책을 꼭 부부가 같이 읽어 주길 바라는 것이 나의 솔직한 심정이다.

이 책에서는 다양한 불쾌증상의 해소법이 실용본위로, 그것도 부정수소(不定愁訴)의 치료를 전문으로 하는 동양의학을 중심으로 구성되어 있다. 사진이나 그림을 충분히 사용해 눈으로 봐서 알 수 있도록 정리하고 있는 것도 특징이다. 꼭 활용해주기 바란다. 그렇다고는 하지만 갱년기의 불쾌증상과 아주 비슷한 병(예를 들면 우울증)도 많이 있으므로 이상하다고 생각되는 점이 있으면 바로 전문의의 진찰을 받아주기 바란다.

사춘기나 성숙기와 달라 갱년기라는 말에서는 그다지 좋은 이미지가 떠오르지 않겠지만, 사춘기 역시 괴로운 체험과 좌절감에 시달렸던 일도 있었을 것이다. 또한 성숙기는 성숙기 대로 아이들의 교육비나 주택의 대부금 등 경제적인 부담이 무겁게 덮쳐와 여유 없는 생활을 강요받는다. 이처럼 인생의 모든 시기는 그 시기 특유의 밝음과 어두움에 채색되고 있는 셈이다.

갱년기는 확실히 신체의 여기저기에 노화의 징조가 나타나 육체적인 면에서는 불안한 시기이다. 그러나 다른 관점에서 보면 아이들은 독립하지만 경제적으로 안정되어 이제부터는 진정한 의미에서 자신의 생활을 가질 수 있는 멋진 시기라고도 할 수 있지 않을까?

실제로 갱년기부터 직업을 발견하여서 60대, 70대가 되어서도 젊은 사람 이상으로 활약하고 계신 분들이 많이 계시다. 이 책 안에서 '요가'를 담당하신 히로이케아끼꼬(廣池秋子) 선생도 48세 가을부터 요가를 시작하셔서 60대 후반인 현재도 요가의 제1인자로서 건강하고 다망한 나날을 보내고 계신 분이다. 체조를 지도해주신 선생의 부인도 갱년기가 되고 나서 웨이트 트레닝(weight training)의 지도자 자격을 따고, 현재 체조교실에서 지역 여성들에게 체조를 가르치고 계시다고 들었다. 두 분 모두 요가나 체조를 시작하기 전까지는 약과 의사와는 관계를 끊을 수 없을 만큼 허약 체질이었다면 여러분은 틀림없이 깜짝 놀랄 것이다.

갱년기는 인생의 터닝 포인트(turning point)이다. 적극적으로 극복해서 제2의 인생을 충실하게, 그리고 화려하게 채색해 주길 바란다.

편자 씀

차례 *

머리말 ·· 7

누구나 쉽게 이용할 수 있는 갱년기 장해 치료방법

① 알기 쉬운 갱년기 장해 치료 방법
지압으로 치료한다 ··· 14

② 알기 쉬운 갱년기 장해 치료 방법
마사지로 치료한다 ··· 17

③ 알기 쉬운 갱년기 장해 치료 방법
뜨겁지 않은 뜸으로 치료한다 ·· 20

④ 알기 쉬운 갱년기 장해 치료 방법
약탕으로 치료한다 ··· 23

⑤ 알기 쉬운 갱년기 장해 치료 방법
따뜻하게 해서 치료한다 ··· 26

⑥ 알기 쉬운 갱년기 장해 치료 방법
한방약으로 치료한다 ··· 29

⑦ 알기 쉬운 갱년기 장해 치료 방법
잘 듣는 한방약은 이렇게 선택한다 ································ 32

⑧ 알기 쉬운 갱년기 장해 치료 방법
약주로 고친다 ·· 35

⑨ 알기 쉬운 갱년기 장해 치료 방법
체조로 고친다 ·· 37

⑩ 알기 쉬운 갱년기 장해 치료 방법
요가로 고친다 ·· 43

✳ 차례

① 걱정되는 증상은 이렇게 없앤다
머리가 아프다, 무겁다 ································· 48

② 걱정되는 증상은 이렇게 없앤다
허리가 아프다, 생리통이 심하다 ················· 51

③ 걱정되는 증상은 이렇게 없앤다
어깨가 결린다 ·· 54

④ 걱정되는 증상은 이렇게 없앤다
얼굴이 달아오른다 ····································· 57

⑤ 걱정되는 증상은 이렇게 없앤다
발목이 차다 ·· 60

⑥ 걱정되는 증상은 이렇게 없앤다
현기증이 난다 ·· 63

⑦ 걱정되는 증상은 이렇게 없앤다
동계, 숨이 가쁜 현상이 있다 ······················ 66

⑧ 걱정되는 증상은 이렇게 없앤다
전신이 순식간에 뜨거워지며 땀이 흐른다 ········ 69

⑨ 걱정되는 증상은 이렇게 없앤다
이명(耳鳴:귀울림) ····································· 72

⑩ 걱정되는 증상은 이렇게 없앤다
충분히 잘 수가 없다 ·································· 75

⑪ 걱정되는 증상은 이렇게 없앤다
식욕이 없다, 위가 체한 듯 거북하다 ············ 78

차례 *

12 걱정되는 증상은 이렇게 없앤다
전신이 피로하다, 나른하다 ………………………………… 82

13 걱정되는 증상은 이렇게 없앤다
눈이 피로하다 ……………………………………………… 88

14 걱정되는 증상은 이렇게 없앤다
초조하다 …………………………………………………… 91

15 걱정되는 증상은 이렇게 없앤다
손발이 저린다 ……………………………………………… 94

16 걱정되는 증상은 이렇게 없앤다
설사가 계속된다, 변비가 치료되지 않는다 ……………… 97

갱년기를 건강하게 뛰어넘기 위한 이론편

1 효과적인 갱년기 장해 치료법
갱년기의 성가신 증상은 왜 일어나는가 ………………… 104

2 효과적인 갱년기 장해 치료법
남편도 알아두었으면 하는 갱년기 장해의 기초 지식 …… 110

3 효과적인 갱년기 장해 치료법
이런 사람일수록 증상을 악화시키기 쉽다 ……………… 118

1 갱년기에 나타나기 쉬운 여자의 병
자궁경암 …………………………………………………… 122

2 갱년기에 나타나기 쉬운 여자의 병
자궁체암, 난소암 ………………………………………… 124

＊ 차례

③ 갱년기에 나타나기 쉬운 여자의 병
유방암 ·· 126

④ 갱년기에 나타나기 쉬운 여자의 병
그 밖의 병 ·· 127

① 성인병 대책도 잊어서는 안된다
고혈압 ·· 131

② 성인병 대책도 잊어서는 안된다
동맥경화 ·· 133

③ 성인병 대책도 잊어서는 안된다
비만 ·· 135

④ 성인병 대책도 잊어서는 안된다
뇌졸중, 심장병 ··· 137

⑤ 성인병 대책도 잊어서는 안된다
그 밖의 병 ·· 139

① 이것만은 알아두자
갱년기 여성은 마음의 병으로 고민하기 쉽다 ············ 144

② 이것만은 알아두자
병원에서는 이렇게 치료한다 ··· 147

③ 이것만은 알아두자
남편의 마음 씀씀이 하나로 아내의 고통이 경감된다 ············ 152

누구나 쉽게 이용할 수 있는
갱년기 장해 치료방법

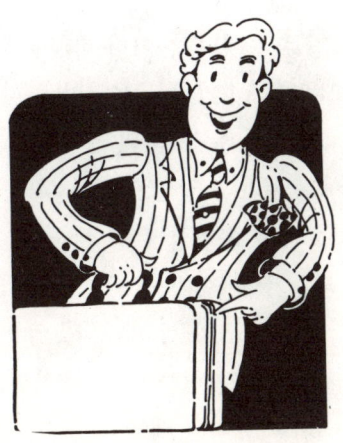

① 알기 쉬운 갱년기 장해 치료방법

지압으로 치료한다

　지압은 손가락 끝을 급소에 대고 일정한 자극을 주어 치료하는 방법으로, 만성적인 불쾌증상에 효과가 있다. 통증 하나를 예로 들더라도 급성으로 인한 것과 만성적인 것이 있다. 급성인 경우에는 누르면 통증이 매우 심해지는 데에 비해서 만성적인 통증은 누르면 기분이 좋은 것이 특징인데, 이것을 허통(虛痛: 급성의 통증은 실통(實痛)이라고 한다)이라 부르고 있다. 실통(實痛)에는 특히 침이 효과가 있고, 지압을 할 때에는 약간 센 듯한 힘으로 단시간에 끝낸다. 허통은 강하게 눌러도 좋으며, 시간이 길어도 상관없다. 단지 자극요법은 기분이 좋을 정도에서 그치는 것이 원칙이며, 불쾌감이 있을 때는 중지한다.

효과를 배로 늘리는 지압법
　① 가장 자주 사용되는 것이 엄지의 끝이고, 얼굴과 같이 올록볼록한 복잡한 곳이나, 손이나 다리의 뼈와 뼈 사이 등과 같이 좁은 장소를 누를 때는 집게손가락 끝을 사용한다. 머리나 정강이 등 힘을 들여야 할 때는 엄지나 집게손가락의 끝을 겹쳐서 누른다.
　② 손가락 끝만으로 누르려고 하면, 신경이나 근육을 아프게 할 수 있으므로 손가락 끝에 체중을 실으면서 누르는 것이 요령이다.
　③ 흔히 '한번 누르는 데에 3초'라고 말해지는데, 이와 같이 누르는 시간은 약 3초간, 하나, 둘, 셋, 하고 입 속으로 수를 세면서 누른다.
　④ 누르는 힘은 5kg정도이며, 한 군데마다 3~5회 반복한다.
　⑤ 숨을 내쉴 때에 힘을 주면 효과적이다. 다른 사람에게 지압을 받을

때는 지압하는 사람과 받는 사람의 호흡을 맞추며 행한다.
⑥ 고열, 출혈성병, 몸이 쇠약해 있을 때, 그리고 음주나 식사 전후는 지압하지 말도록 한다. 가장 효과적인 것은 목욕탕에서 나와 1시간 후 정도이며, 지압이 끝나는 즉시 바로 취침하면 숙면할 수 있다.

갱년기 장해에서 자주 사용하는 급소의 지압
① 풍지(風池)
머리의 뼈 밑에서 유양돌기(乳樣突起)와 경추(頸椎) 사이의 패인 곳에 있는 급소로, 이 급소의 지압은 남이 해주면 편하다. 지압하는 사람은 지압받는 사람의 뒤에 서서 한쪽 손으로 이마를 누르고 오른손의 엄지손가락 끝에 체중을 실어 누른다.

② 견정(肩井)
목이 시작되는 부분과 어깨끝의 중간에 있으며, 다른 사람에게 지압받는다. 지압하는 사람은 지압받는 사람의 뒤에 서서 엄지의 끝을 좌우의 급소에 동시에 대고 누른다.

③ 합곡(合谷)
엄지와 집게손가락이 시작되는 부분과의 사이에 있다. 자신의 엄지 끝으로 누른다.

④ 다리의 삼리(三里)
무릎에서 손가락 4개 폭 아래이며, 경골의 바깥쪽에 있다. 앉아서 자신의 좌우 엄지끝을 겹쳐 누른다.

⑤ 삼음교(三陰交)
안쪽 복사뼈에서 손가락 4개 폭 위로, 경골의 뒤언저리에 있다. 앉아서 자신의 엄지 끝으로 누른다.

목욕하고 나서 1시간 후 정도의 지압이 가장 효과적. 약 5kg의 힘으로 약 3초간, 몇 회 누른다.

• 효과 좋은 급소 지압법 •

후두부와 손의 급소 찾는 법

합곡: 엄지와 집게 손가락이 시작되는 부분의 사이

풍지: 후두부의 뼈 아래, 유양돌기와 경추 사이에 있는 오목한 곳

견정: 목 뿌리와 어깨 끝을 연결한 선의 정중간

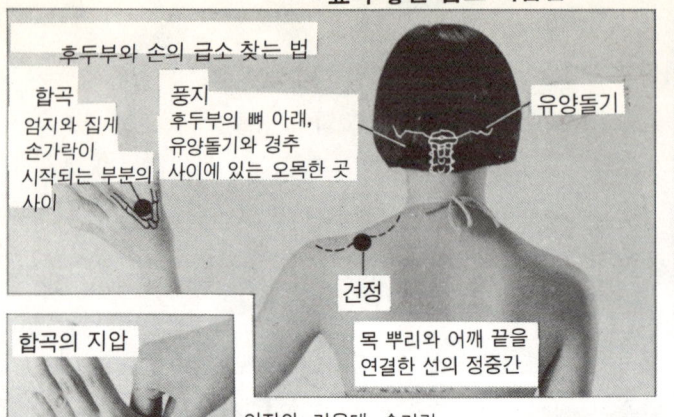

풍지의 지압

지압하는 사람은 지압을 받는 사람의 뒤에 선다. 한쪽 손으로 이마를 누르고 주로 쓰는 손의 엄지 끝에 체중을 실어 누른다.

합곡의 지압

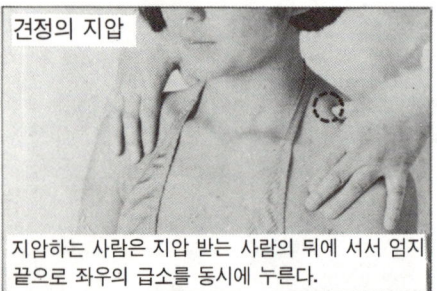

인지와 가운데 손가락으로 손바닥을 받치고 엄지 끝으로 누른다.

견정의 지압

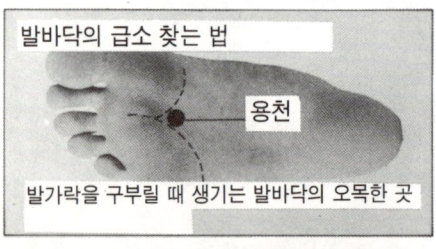

지압하는 사람은 지압 받는 사람의 뒤에 서서 엄지 끝으로 좌우의 급소를 동시에 누른다.

발의 삼리의 지압

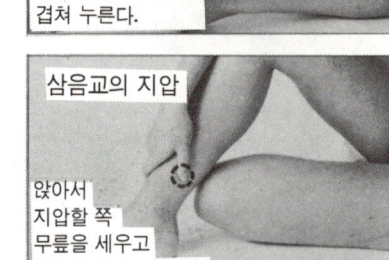

앉아서 지압하는 쪽의 무릎을 세우고 좌우의 엄지 끝을 겹쳐 누른다.

삼음교의 지압

앉아서 지압할 쪽 무릎을 세우고 엄지 끝으로 누른다.

발바닥의 급소 찾는 법

용천: 발가락을 구부릴 때 생기는 발바닥의 오목한 곳

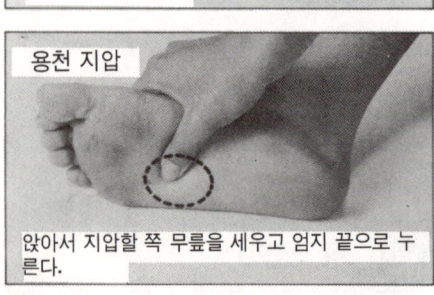

용천 지압

앉아서 지압할 쪽 무릎을 세우고 엄지 끝으로 누른다.

발 급소 찾는 법

슬개골

발의 삼리: 무릎에서 손가락 4개 만큼 내려간 경골 바깥쪽

삼음교: 안쪽 복사뼈에서 손가락 4개 폭 만큼 위로, 경골 뒷쪽 가장자리.

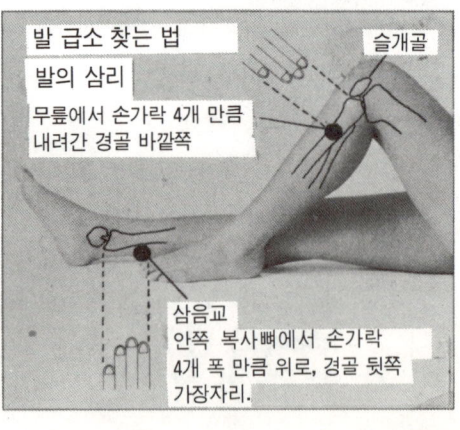

② 알기 쉬운 갱년기 장해 치료방법

마사지로 치료한다

　마사지도 지압과 마찬가지로 자극요법의 하나인데, 지압이 좁은 부분을 자극하는 것이라고 한다면 마사지는 광범위한 부분에 자극을 주고 싶을 때에 행한다. 마찬가지로 엄지를 사용하는 경우를 보더라도 지압은 손가락 끝을 사용하지만, 마사지는 자극이 광범위한 부분에 미치도록 엄지의 배 전체를 사용해서 힘을 가해 단지 누르는 것만이 아니라 눌러 문지르면서 손가락을 이동시킨다. 단, 힘을 마구잡이 식으로 마구 가하는 것이 아니라 리드미컬하게 행하는 편이 마사지를 받는 사람에게 기분이 좋다. 갱년기장해는 남편과의 사이가 친밀하다면 낫기 쉬운데, 잠자리에 들기 전에 통증이나 결림이 있는 곳을 부부가 서로 마사지를 해주면 좋을 것이다.

효과적인 마사지 방법
　① 목, 어깨, 등 등은 무지유날(拇指揉捏)이라고 해서 엄지의 배로 눌러 문지른다.
　② 가볍게 자극하는 것을 수장경찰(手掌輕擦)이라고 하며, 손바닥 전체로 가볍게 비비거나 어루만진다.
　③ 안쪽 허벅지 등은 손바닥의 손목에 가까운 부분을 사용해 눌러 문지르면(수근유날(手根揉捏)이라고 한다) 효과적이다.
　④ 손가락, 발가락 등은 엄지와 집게손가락으로 끼워서 문질러 풀어준다.
　⑤ 마사지하는 방향은 일단 지시되어 있지만, 이것에 구애받지 말고

하기 쉬운 방향으로 하면 좋을 것이다.

⑥ 마사지해서는 안 될 때는 지압의 경우와 같다. 마사지는 광범위한 부분을 자극하게 되므로 장시간 지속되면, 하는 사람이나 받는 사람이 전부 지친다. 20분 정도를 기준으로 하고, 특히 기분이 좋은 경우라도 30분 정도로 그친다.

갱년기장해에 잘 듣는 마사지

① 냉이나 저림이 있을 때엔 다리 끝에서 무릎 위까지를 손바닥으로 가볍게 문지르면 효과가 있다. 앉아서 마사지하는 쪽의 무릎을 굽힌 다음, 손바닥 전체를 대어 발끝에서 위를 향해 가볍게 문질러 간다.

② 피곤할 때에는 안쪽 대퇴(넓적다리)를 남편에게 손바닥으로 문질러 달라고 하면 효과적이다. 마사지하는 사람은 받는 사람의 다리 사이에 앉아 손바닥을 허벅지에 직각으로 대고 무릎 위에서 허벅지가 시작되는 부분까지의 안쪽을 눌러 문지른다.

③ 전신이 지쳐있을 때는 목, 어깨 등 등을 남편에게 엄지손가락의 배로 문질러서 풀도록 한다. 마사지하는 사람은 엎드린 사람의 옆 즉, 오른손과 반대쪽(왼손잡이라면 왼쪽)의 위치에 무릎을 세우고 앉아 엄지의 배를 댄다. 몸의 오른쪽은 왼손의 엄지로 시계 방향과 반대 방향으로 나선을 그리면서 눌러 문지른다. 한쪽씩 행한다.

손가락의 배 전체를 사용해 리드미컬하게 눌러 문지르면서 손가락을 서서히 이동시켜 간다.

• 효과를 높이는 마사지법 •

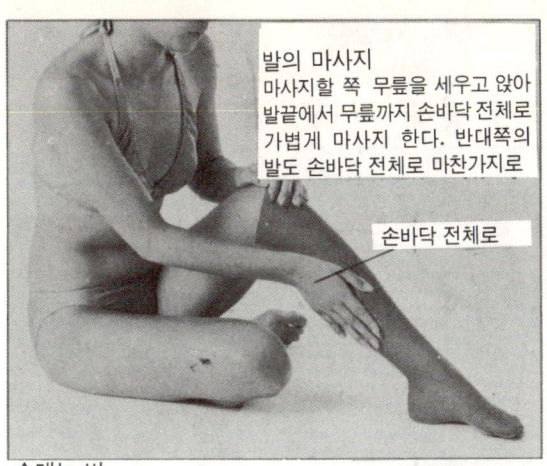

발의 마사지
마사지할 쪽 무릎을 세우고 앉아 발끝에서 무릎까지 손바닥 전체로 가볍게 마사지 한다. 반대쪽의 발도 손바닥 전체로 마찬가지로

손바닥 전체로

안쪽 넓적다리 마사지
마사지하는 사람은 마사지를 받는 사람의 다리 사이에 앉아 무릎에서 넓적다리 뿌리까지 넓적다리 안쪽을 손뿌리(손바닥 뿌리 부분)로 누른다. 반대쪽 다리도 마찬가지로

손대는 법
주로 쓰는 쪽 팔의 손뿌리를 넓적다리에 직접 대고 눌러 주므르듯이 한다.

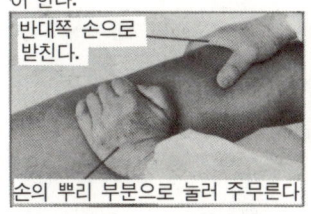

반대쪽 손으로 받친다.

손의 뿌리 부분으로 눌러 주무른다

마사지할 부위
등뼈 양쪽을 목에서부터 엉덩이에 걸쳐

등 마사지

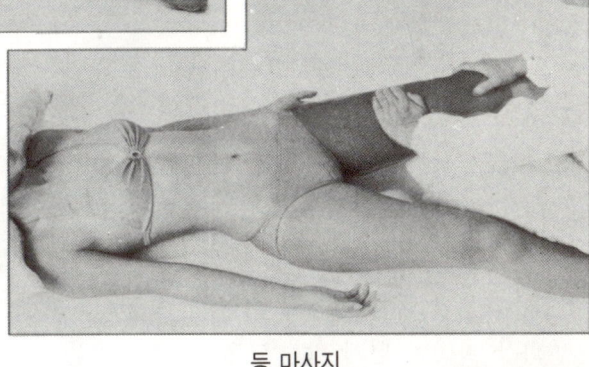

손가락 대는 법과 움직이는 법
엄지의 배를 사용하여 나선을 그리면서 눌러 주무른다. 등뼈의 오른쪽은 오른손 엄지로 시계 방향으로 왼쪽은 왼손 엄지로 시계 바늘 반대 방향으로 천천히 이동

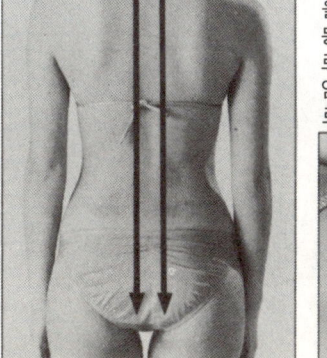

등뼈의 왼쪽은 시계와 반대 방향

마사지 하는 사람은 마사지 받는 사람의 왼쪽에 앉아 엄지의 배쪽으로 천천히 눌러 주므른다.

③ 알기 쉬운 갱년기 장해 치료방법

뜨겁지 않은 뜸으로 치료한다

뜸은 급소에 온열자극(溫熱刺激)을 가함으로써 불쾌증상을 치료하는 요법이다.

갱년기장해는 아랫배 등에 혈류의 응어리가 있는 수가 많기 때문에 혈류를 촉진하는 작용이 있는 뜸이 아주 효과가 있다.

뜸에는 작은 쑥을 넣고 끝까지 태워버리는 투열구(透熱灸)와, 뜨거움을 느끼면 쑥을 제거해 버리는 지열구(知熱灸)가 있는데, 가정에서는 화상 자국이 남지 않는 지열구 쪽이 좋을 것이다. 생강뜸도 지열구의 일종인데, 생강의 약효와 함께 습열이라 해서 습한 열이 전해지기 때문에 온열효과가 지속된다.

생강뜸 만드는 법
① 쑥 한 줌을 손바닥으로 잡는다.
② 양손바닥으로 가늘고 길게 비빈다.
③ 가늘고 길게 된 쑥의 끝부분을 뜯어서 손가락 마디 정도 크기의 피라밋형으로 한다.
④ 2mm 정도 두께의 생강을 급소에 얹고, 그 위에 쑥을 얹는다.
⑤ 생강은 열로 마를 때까지 몇 차례라도 사용할 수 있다.

갱년기장해에 잘 듣는 뜸 앉히는 법
① 다리의 삼리(三里)

무릎에서 손가락 4개폭의 아래로, 경골의 바깥쪽에 있다. 여기는 혼자서도 할 수 있다. 앉아서 무릎을 세우고 급소에 생강을 얹은 다음, 그 위에 피라밋형의 쑥 밑을 얹어서 불을 붙인다. 뜨거워지면 쑥을 물을 뿌린 재털이 등에 치운다.

② 용천(湧泉)

발바닥에 있는 것으로, 발가락을 구부릴 때에 생기는 움푹 들어간 곳에 있다. 이 급소엔 혼자서는 뜸을 할 수 없으므로 엎드려 다른 사람에게 부탁한다. 뜸은 보통 1군데에 1개씩 앉히는데, 용천만은 좌우 급소를 동시에 앉혀도 된다. 급소 위에 생강을 얹은 다음 그 위에 쑥을 놓고 불을 붙인다. 뜨거워지면 쑥만 제거한다.

③ 한 급소에 2~3회 반복해서 뜸을 뜬다. 단, 일주일 정도 계속했으면 5일간은 쉬도록 한다.

뜸을 해서는 안될 때

① 열이 38°이상 될 때, 위궤양 등 출혈성인 병, 감염증이 있을 때
② 병을 앓고 난 후나 과로로 몸이 쇠약해져 있을 때
③ 최대 혈압이 180 이상, 최소 혈압이 120 이상인 사람
④ 임신중 혹은 임신의 가능성이 있을 때 복부에 하는 뜸
⑤ 정신적인 충격이 심할 때나 흥분하고 있을 때
⑥ 공복시
⑦ 음주 후, 혹은 식후 1시간 이내
⑧ 목욕 전후 1시간 이내
⑨ 외출이나 운동 직전이나 직후에
⑩ 주사를 맞은 후

한 군데 급소엔 뜸을 2~3회 하고 1주일 계속했으면 5일간 쉬도록 한다.

뜸 잘 하는 법

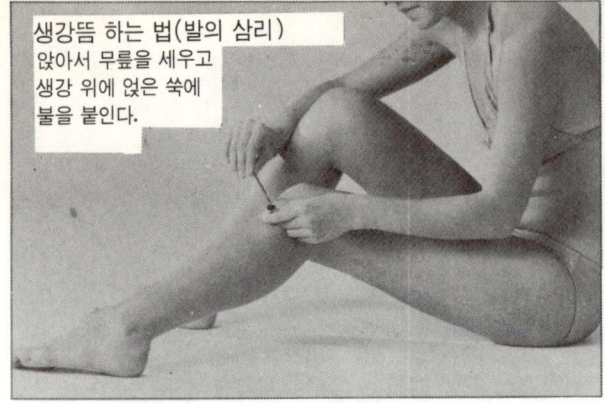

생강뜸 하는 법(발의 삼리)
앉아서 무릎을 세우고 생강 위에 얹은 쑥에 불을 붙인다.

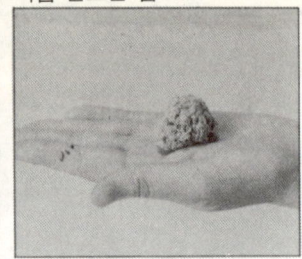

쑥뜸 만드는 법

① 쑥을 한 덩어리 만든다.

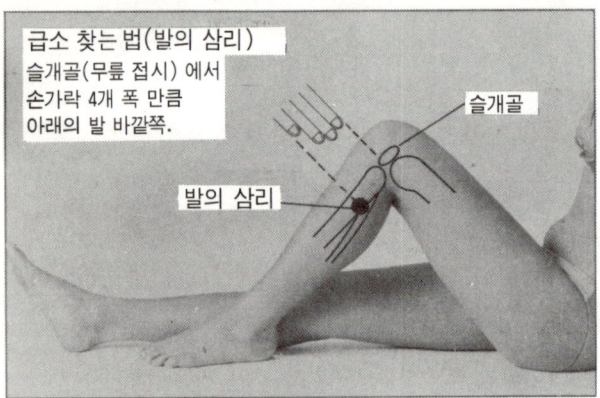

급소 찾는 법(발의 삼리)
슬개골(무릎 접시)에서 손가락 4개 폭 만큼 아래의 발 바깥쪽.

슬개골
발의 삼리

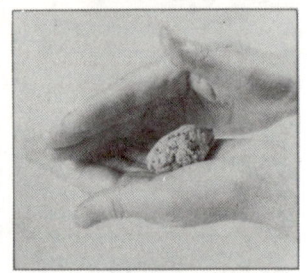

② 양 손으로 주물러 가늘고 길게

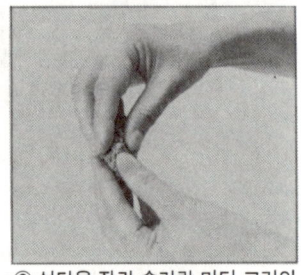

③ 선단을 잘라 손가락 마디 크기의 피라밋형으로 만든다.

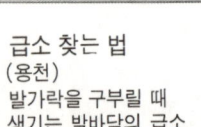

급소 찾는 법 (용천)
발가락을 구부릴 때 생기는 발바닥의 급소

용천

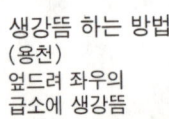

생강뜸 하는 방법 (용천)
엎드려 좌우의 급소에 생강뜸

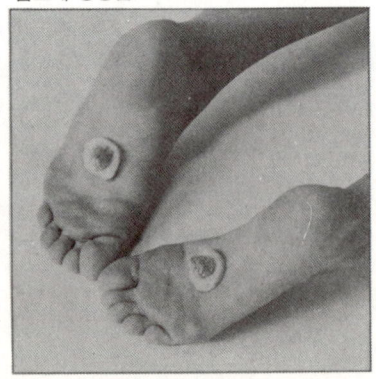

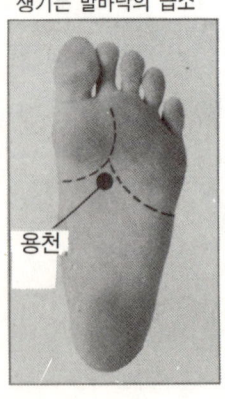

④ 2mm 두께의 생강 위에 얹는다.

④ 알기 쉬운 갱년기 장해 치료방법

약탕으로 치료한다

옛날부터 우리나라 사람은 목욕을 좋아하는 민족이다.

이 목욕물에 약용식물 등을 넣으면 일부러 치료시간을 뺏기지 않고도 갱년기의 불쾌증상을 치료할 수가 있다. 목욕은 전신을 따뜻하게 해 주므로 보온효과가 장시간 지속되는데, 약초 등을 넣는 일로 보온력이 한층 높아지며, 물이 잘 식지 않게 된다. 자연히 숙면이 되게 해준다.

또한, 욕제(浴劑)가 갖고 있는 성분으로 인한 살균작용이나 소염작용이 기대되는 것 말고도 아름다운 피부를 만드는 데에도 도움이 될 수가 있다.

단, 약탕은 의외로 빨리 나른해진다. 기분좋게 느껴질 때 빨리 욕조에서 나오는 것이 현명하다.

보혼효과가 있는 약탕

① 쑥잎을 건조시킨 것(애엽(艾葉)이라 한다)을 한줌, 목면부대에 넣어 욕조에 담근다. 온화한 보온효과가 있다.

② 굴껍데기를 말린 것도 한줌, 목면부대에 넣어 욕조에 담근다. 쑥과 마찬가지로 온화한 보온효과가 있으며, 거친 피부에도 효과가 있다.

③ 삼백초를 물로 씻어서 건조시킨 것을 마찬가지로 사용할 수 있다 (한약방, 약방에서는 십약(十藥)이란 이름으로 시판). 건조되어 있기 때문에 독특한 냄새도 없다. 온화한 보온효과와 동시에 살균작용이 있기 때문에 뾰루지나 부스럼 등에도 효과가 있다.

④ 식염에도 온화한 보온효과가 있으며 살균작용, 소염작용이 있다.

4~5% 정도의 농도로 담그는데, 목욕통에 동관 등을 사용하고 있는 경우는 상처를 입을 수도 있기 때문에 그만두는 편이 좋을 것이다.

⑤ 떫은 맛을 우려낼 때 사용하는 중탄산소다에도 온화한 보온효과가 있다. 2% 정도의 농도로 풀어가는데, 역시 동관은 상처를 입힐 염려가 있다.

⑥ 탕화의 주성분은 유황이며, 강한 보온효과가 있다. 냉기가 심한 사람이나 설사나 변비가 있는 사람에게는 가장 적절하다. 단, 신경의 항진이 있는 사람에게는 좋지않다. 또한 동관은 상처를 입힐 염려가 있다.

⑦ 그 밖에 시판되고 있는 목욕제 중에도 보온효과가 있는 것이 있다.

⑧ 한방약을 다려서 먹고 있는 사람은 다린 찌꺼기를 1주일 정도 냉장고에 보관해 두고, 커다란 목면부대에 넣어 쑥 등과 마찬가지로 욕조에 담가 사용한다.

다려서 먹는 데에 비하면 효과는 상당히 적지만, 그 약에 포함된 약효는 기대할 수 있다.

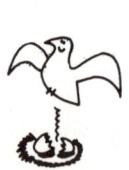

건조시킨 쑥잎, 굴껍데기, 삼백초 등을 부대에 넣어 약탕에 넉넉하게 담근다.

• 따뜻하게 하는 효과적인 방법 •

카이로로 따뜻하게 할 곳(등쪽)

허리선을 상단으로 한 곳과 그 아래

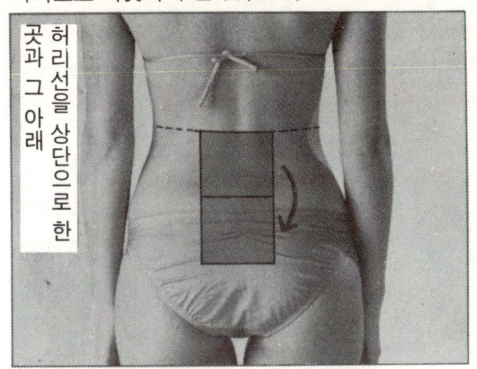

카이로로 따뜻하게 할 곳(배쪽)

배꼽 주변과 그 아래

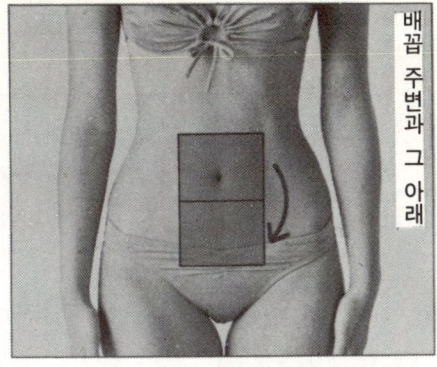

카이로

쓰고 난 카이로

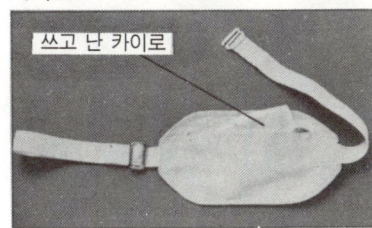

카이로 부착법

밴드를 사용하면 카이로가 움직이지 않고 따뜻하게 할 수 있다

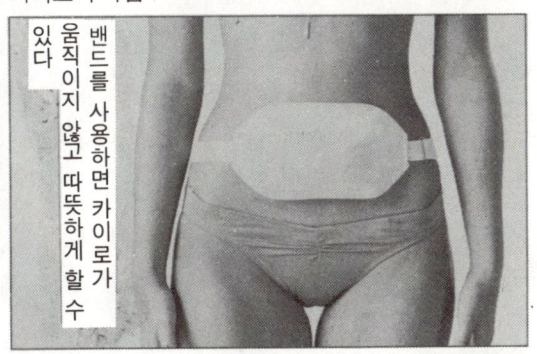

증기 타올을 이용해서 따뜻하게 하는 방법

타올을 4~5장 준비한다. 증기에 넣고 증기 타올을 만들어 셋이나 네 겹으로 접어 비닐 봉지에 넣는다. 이것을 카이로 항에서 설명한 곳과 같은 부위에 대고(배쪽은 누워서, 등쪽은 엎드려서) 합계 약 10번 정도 따뜻이 한다.

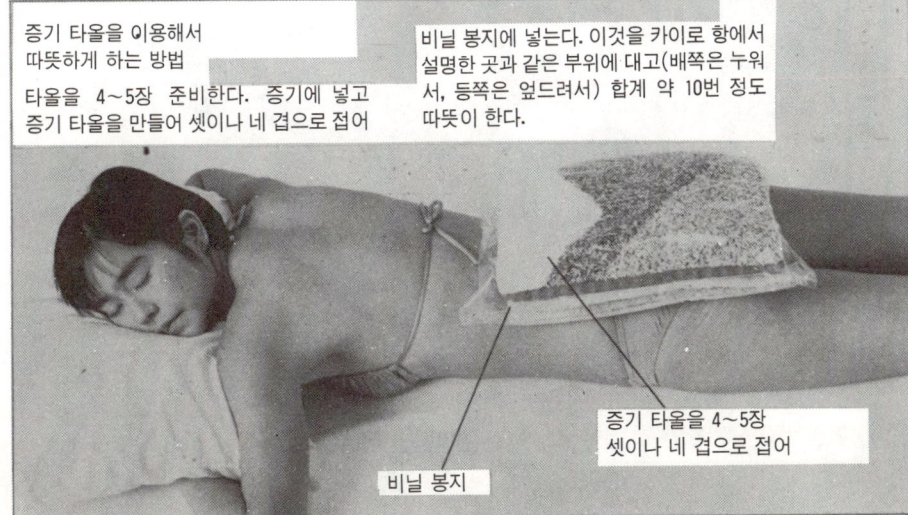

비닐 봉지

증기 타올을 4~5장 셋이나 네 겹으로 접어

⑤ 알기 쉬운 갱년기 장해 치료방법

따뜻하게 해서 치료한다

아랫배 혈류의 어혈(瘀血)을 없애려면 손난로나 증기 타올로 하복부, 허리 등을 따뜻하게 해주는 것도 좋은 방법이다.

갱년기의 여성은 하반신이 차가워지기 쉽고, 그 때문에 쉽게 지치거나 요통이 심해진다. 위장의 기능이 쇠퇴해져 설사를 일으키거나, 거꾸로 변비가 되는 수도 있다. 또한 식욕부진에 빠질 수도 있다.

위장이 차가워서 기능이 떨어지고 있을 때는, 특히 배꼽을 중심으로 해서 그 주변을 정성껏 따뜻하게 해준다.

피가 목에서 위로 거꾸로 솟고 있을 때는 손발의 냉이 원인이 되는 수가 많기 마련인데, 하반신을 따뜻하게 해주면 냉기와 동시에 피의 상승이 치료되는 수가 있다.

하반신을 따뜻하게 해서 하반신의 혈액순환이 좋아지면, 그것이 전신의 혈액순환을 촉진하고 근육의 긴장이 풀리기 시작한다. 그때문에 두통, 어깨결림 등도 가벼워지고, 초조와 흥분도 가라앉아 숙면할 수 있게 된다.

될 수 있으면 잠자리에 들기 전에 하반신을 따뜻하게 해주면 좋은데, 손난로의 경우는 깜빡 잠들어 버리면 저온 화상을 입을 수도 있으므로 주의해 주기 바란다.

손난로라면 일을 하면서도 사용할 수 있으므로 한겨울이나 냉방 때문에 발이 몹시 차가울 때는 배와 등을 따뜻이 한 후에 다리의 밑에 넣으면 좋다.

손난로를 사용해 효과적으로 따뜻하게 하는 방법

① 배는 배꼽 주위와 그 아래를 따뜻하게 해준다. 따뜻해졌으면 사용하고 버린 손난로를 손난로 밴드(약국이나 약방에서 판매)에 넣어 속옷 위에 붙인다. 위가 따뜻해졌으면 아래로 옮긴다.

② 등은 허리선을 상단으로 한 장소와 그 아래를 따뜻하게 해준다. 역시 손난로 밴드를 사용하면 움직여도 빗나가지 않으므로 편리하다. 윗쪽이 따뜻해졌으면 아래로 옮긴다.

③ 배와 등을 동시에 따뜻하게 해줄 때는 10분 정도, 손난로 하나로 순서대로 따뜻하게 할 때는 20분 정도 계속한다.

증기 타올을 사용해 따뜻하게 하는 방법

① 타올을 4~5장 준비하고 3번 접기나 4번 접기로 해서 증기기로 찐 다음, 겹쳐 비닐 봉투에 넣는다. 열탕으로 따뜻하게 해주면 타올을 짤 때 뜨거우므로 쪄서 소독저로 꺼내는 쪽이 편리하다.

② 배는 배꼽을 중심으로 한 아랫배를 따뜻하게 해준다. 반듯이 누워 증기 타올을 얹고, 5~6분간 따뜻하게 해준다.

③ 등은 허리선을 상단으로 한 부위이다. 엎드려서 배와 같이 증기 타올을 얹고 5~6분간 따뜻하게 해준다.

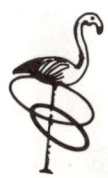

쓰다 버린 손난로나 증기 타올을 사용해 배와 허리 주변을 정성껏 따뜻하게 해준다.

•몸의 나른함을 제거하는 약탕 만드는 법•

건조시킨 삼백초(십약)　　　건조시킨 귤껍질(진피)　　　건조시킨 쑥잎(애엽)

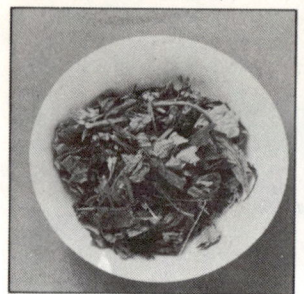 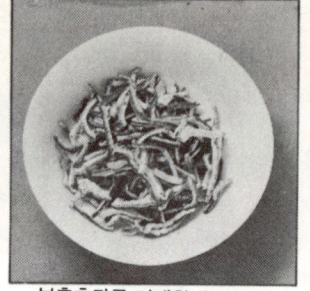 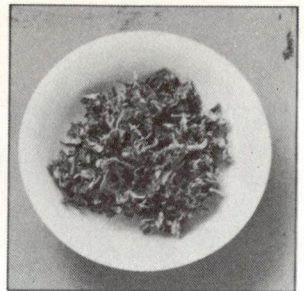

보온효과를 기대할 수 있다

탕화　　　　　　　　　　중조　　　　　　　　　　식염

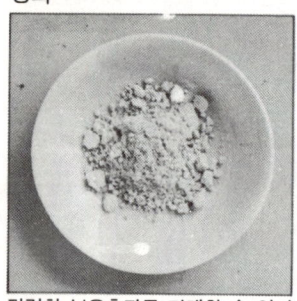 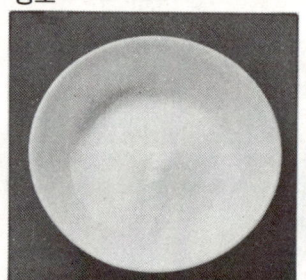 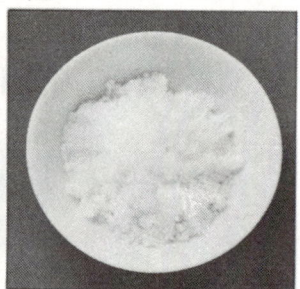

강력한 보온효과를 기대할 수 있다.　일상에서 사용하는 조미료를 식품에 첨가하면 보온효과가 있다.

약탕은 빨리 나른해지므로 기분좋게
느껴지면 빨리 욕조에서 나온다.

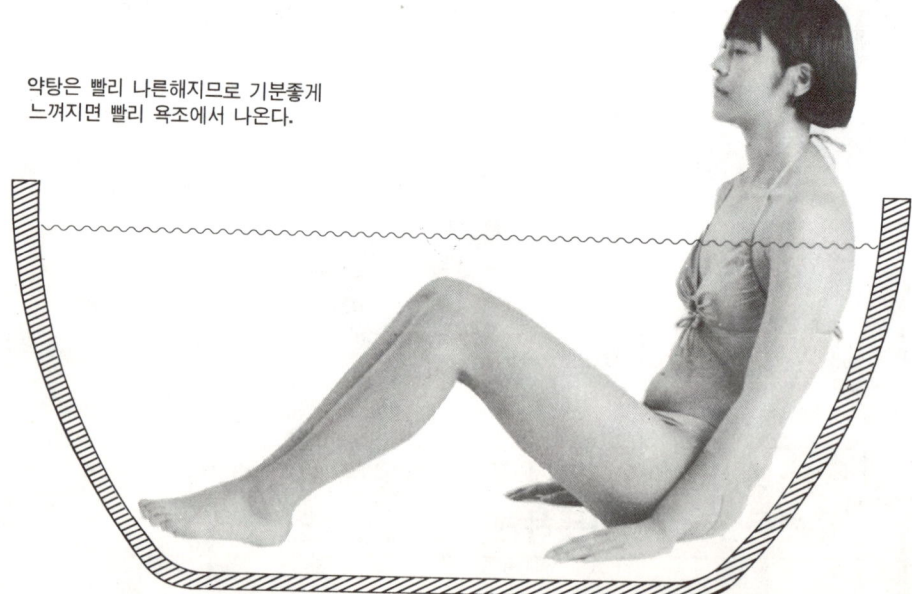

6 알기 쉬운 갱년기 장해 치료방법

한방약으로 치료한다

한방약은 하나의 증상을 고칠 경우라도 그 증상만이 아니라 전신의 상태를 조정하면서 증상을 치료하는 방법을 취한다. 게다가 전신의 균형을 유지하면서 치료하는 것이 중요하다.

따라서 다채로운 증상이 나타나 여러가지 검사를 하더라도 이상이 발견되기 어려운 갱년기장해의 치료에는 상당히 효과가 있다. 전신상태가 좋아지기 때문에 한 처방으로 하나의 증상만이 아니라 몇 개의 증상을 치료하는 일도 적지 않다.

갱년기장해에서 가장 자주 사용되는 처방은 가미소요산(加味逍遙散)이다. 가미소요산은 한방에서 말하는 허증(虛證)인 사람 즉, 허약체질인 사람을 위한 약이지만 갱년기 장해 자체, 허약체질인 사람에게 일어나기 쉬운데다가 갱년기라도 되면 심하든 그렇지 않든 체력이 쇠약해지므로 광범위하게 사용할 수 있는 것이다.

그러나 가미소요산이 그다지 효과가 없는 사람에게는 시호가룡골모려탕(柴胡加龍骨牡蠣湯)을 병용한다. 특히 기분이 가라앉아 있는 사람에게는 이 두 가지 처방의 병용이 효과가 있다.

또한 이것만으로 효과가 없을 때에는 중국의 새로운 한방 처방인 해마보신환(海馬補腎丸)이 효과가 있을 수 있다. 해마보신환은 해마를 주성분으로 한 강정약인데, 냉증을 동반하는 갱년기의 불쾌증상에도 매우 효과가 있다.

가미소요산(加味逍遙散)이 잘 듣는 사람
① 허약체질인 사람
② 체력이 떨어져 있는 사람
③ 빈혈의 기미가 있고, 안색이 나쁜 사람
④ 손발이 쉽게 차가워지는 사람, 몸이나 얼굴이 화끈거리는 사람
⑤ 전신이 나른한 사람, 쉽게 피로한 사람
⑥ 두통, 머리가 무거운 증상, 어깨결림 등이 있는 사람
⑦ 신경질적이어서 대수롭지 않은 일에도 금방 화를 내거나 안절부절하거나, 불안이나 불면증이 있는 등 신경증상을 동반하는 사람, 자각증상이 변하는 경향이 있는 사람에게도 효과가 있다.

시호가룡골모려탕(柴胡加龍骨牡蠣湯)이 잘 듣는 사람
① 비교적 체력이 있는 사람
② 흉협고만(胸脇苦滿)이라고 해서 명치부터 늑골 밑에 걸쳐서 뭐가 막힌 듯한 느낌이 있으며, 누르면 저항감이나 통증이 있는 사람.
③ 신경과민이고, 기분의 기복이 심한 사람에게는 특히 잘 듣는다.
④ 잘 흥분하고 가슴 두근거림, 피의 상승, 불면증 등이 있는 사람에게 효과가 있다.

해마보신환(海馬補腎丸)이 잘 듣는 사람
① 체력이나 기력의 쇠퇴가 있으며, 잘 지치는 사람
② 추위를 잘 타며, 손발의 냉증이 있는 사람
③ 특히 요통이 있는 사람
④ 귀울림, 현기증, 건망증 등이 있을 때에도 효과가 있다.

다채로운 증상이 나타나고, 검사에서 이상이 발견되기 어려운 갱년기장해에 한방약은 특히 효과가 있다.

부작용도 없고 효과도 높은 한방약

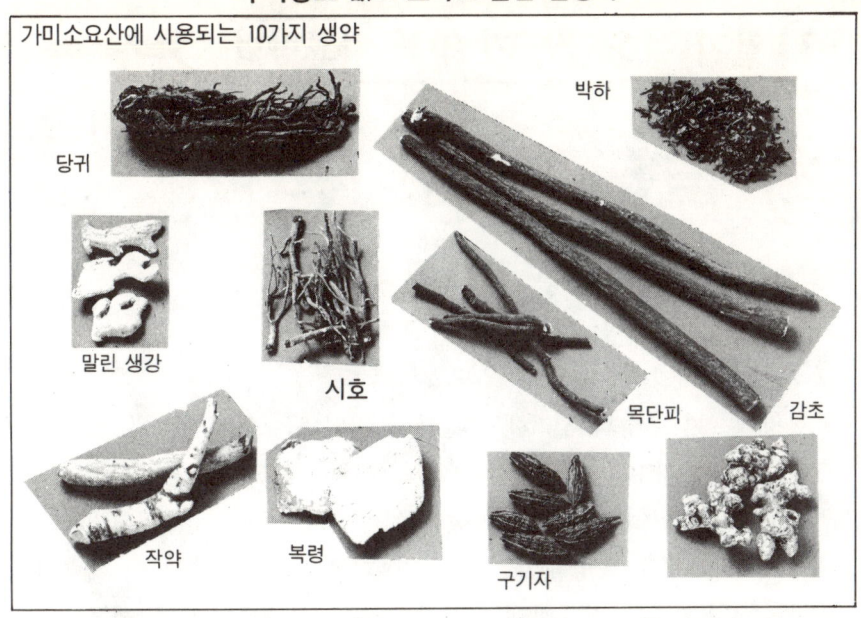

가미소요산에 사용되는 10가지 생약

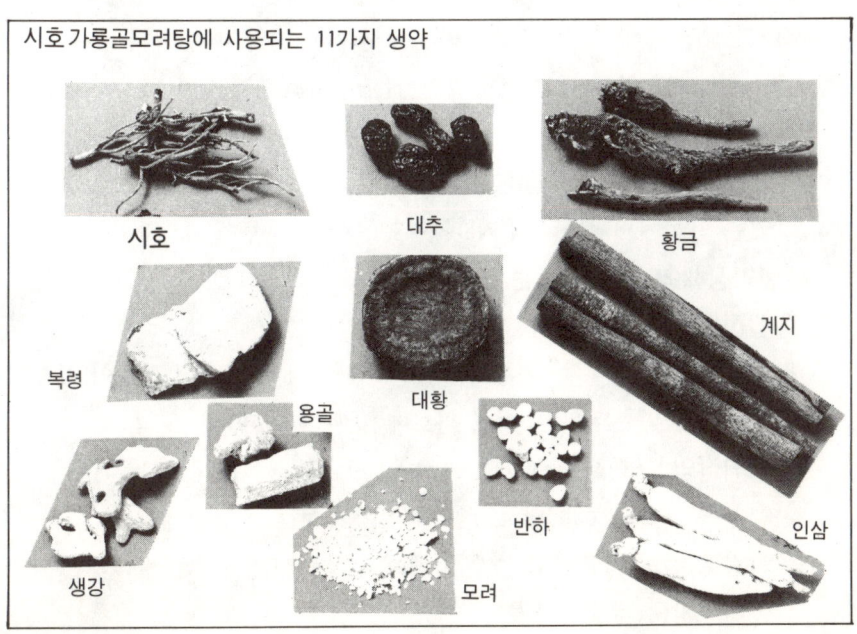

시호가룡골모려탕에 사용되는 11가지 생약

⑦ 알기 쉬운 갱년기 장해 치료방법

잘 듣는 한방약은 이렇게 선택한다

　한방에서는 여성의 생리에 동반해서 일어나는 불쾌증상을 '혈액의 도증(道症)'이라고 한다. 갱년기장해도 혈액의 도증의 하나이다.
　여기에서는 앞페이지에서 소개한 3종 이외의 한방약으로 갱년기장해에 자주 사용되는 처방을 예로 들었다. 다음 페이지의 표에는 체력이 약한 사람용의 한방약에서부터 서서히 강한 사람용의 약을 왼쪽부터 순서대로 나열해 놓았다. 이 밖에도 설사를 동반할 때는 진무탕(眞武湯), 식욕부진이 있을 때는 보중익기탕(補中益氣湯), 눈의 피로가 있을 때는 팔미지황환(八味地黃丸)이나 육미지황환(六味地黃丸) 등 여러가지 처방이 있다. 한방약을 처방하고 있는 의원이나 한방약을 중심으로 판매하고 있는 약국에서 상담해주기 바란다.

갱년기장해에 효과가 있는 한방약
　① 십전대보탕(十全大補湯)
　허약체질로, 기력과 체력이 모두 상당히 쇠약해져 빈혈의 경향이 있을 때에 사용하는 약으로, 냉증이나 피로에 효과가 있다.
　② 당귀작약산(當歸芍藥散)
　혈액의 도증(道症)의 대표적인 약이며, 여러 증상에 효과가 있다. 허약 체질로 빈혈 기운이 있는 사람에게 사용한다.
　③ 반하후박탕(半夏厚朴湯)

목에 뭐가 막힌 듯한 느낌이 들고, 쓸데없는 고민을 하는 사람에게 사용하는 약으로 기분을 침착하게 해준다.

④ 계지가룡골모려탕(桂枝加龍骨牡蠣湯)

중간 키와 중간 몸집인 체질은 허약해서 피의 상승이나 다리의 냉증이 있으며, 신경질적인 사람에게 사용한다.

⑤ 시호계지건강탕(柴胡桂枝乾姜湯)

감기에도 사용하는 약으로, 허약 체질로 안색이 나쁘고 냉증을 동반하는 사람에게 효과가 있다.

⑥ 영계출감탕(苓桂朮甘湯)

위내정수(胃內停水)라고 해서 위 속에 물이 차 있어서 움직이면 출렁출렁하는 소리가 나는 사람에게 유효하다.

⑦ 여신산(女神散)

체력이 중간 정도이며 어떤 증상이 고정화되었을 때, 특히 기분의 침체가 심한 사람에게 유효하다.

⑧ 조등산(釣藤散)

신경질적이고 기분이 가라앉아 있는 사람, 특히 만성두통이나 고혈압을 동반하는 두통에 잘 듣는다.

⑨ 온청음(温清飲)

혈액순환을 좋게 하거나 출혈을 멈추는 작용이 있으며, 피의 상승이나

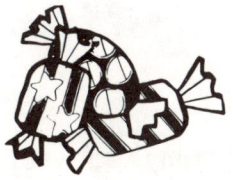

초조한 기분을 가라앉히는 효과도 있다.

⑩ 계지복령환(桂枝茯苓丸)

체력이 중간 정도 이상인 사람에게 사용하는 혈액의 도정의 대표적인 약이다. 갱년기의 여러 증상에 효과가 있는데, 특히 배꼽 하부를 누르면 저항감이나 압통이 있을 때에 효과가 있다.

⑪ 삼황사심탕(三黃瀉心湯)

피의 상승 때문에 얼굴이 빨개지거나 흥분할 기미가 있을 때 유효하다. 자궁출혈이나 변비에도 효과가 있다.

⑫ 황연해독탕(黃連解毒湯)

명치에 잡히는 느낌이 있으며, 피의 상승을 동반하고 초조가 심할 때 유효하다.

⑬ 도핵승기탕(桃核承氣湯)

체력이 좋은 타입용이며, 혈의 도증의 대표적인 약이다. 하복부를 누르면 저항감이나 압통이 있고, 피의 상승이나 변비를 동반할 때 효과가 있다.

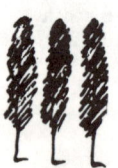

한방의나 한방약국에서 잘 상담하여 체질이나 증상에 맞는 처방을 선택할 것.

⑧ 알기 쉬운 갱년기 장해 치료방법

약주로 고친다

약초로 술을 담근 약주는 옛날부터 혈액의 도증약으로 애음되어 왔다. 소주 1 l 에 대해 벌꿀이나 설탕 150 g (기호에 따라 양을 조절한다)을 함께 담근다. 담그는 시기는 밀폐된 상태에서 지골피(地骨皮)만은 2개월 이상, 그 이외는 3주간 이상으로 한다.

이것을 거즈 등으로 걸러 매일 취침 전에 20cc씩 마시면 수면제 대신이 될 수 있다.

갱년기 장해에 유효한 약주

① 건조된 구기자나무 열매를 담근 구기주는 자양 강장제로써 알려져 있는데, 체력이나 소화능력이 미약하고 피로할 때 유효하다. 구기자의 열매 100 g을 사용한다.

② 지골피는 구기자의 근피(根皮)를 말린 것으로, 이것으로 담근 지골피주는 구기주와 같은 효과 외에 요통에도 유효하다. 지골피 100 g을 이용한다.

③ 한방 처방의 하나이기도 한 사물탕은 혈액의 도증 가정약으로써 알려져 있다.

이 사물탕과 같은 처방의 약초를 담근 약주는 허약 체질로 '빈혈, 자궁출혈, 어깨결림, 피로, 위장약화'등으로 고민하고 있는 사람에게 유효하다. 사물탕에는 당귀, 작약, 천궁(川芎), 지황이 같은 양으로 처방되고 있다.

각각 25 g씩 사용한다. 황백을 10~20 g 첨가하면 달아오르는 현상이

사라진다. 비싼 값이므로 대신 황벽나무 잎 100g을 첨가해도 좋을 것이다.

④ 건조된 황정(백합과의 약초)50g 이상을 담근 약주는 냉증에 좋은 효과가 있다. 삼지구엽초를 15g 첨가하면 효력이 증대된다.

⑤ 지황은 현삼과의 다년초 뿌리를 그대로 건조시키거나(건지황) 쪄서 건조시키는 것(숙지황)으로 한방 처방에도 사용된다. 이 지황 100g을 담은 지황주도 허약 체질이나 체력이 쇠약하거나 피로를 느끼는 사람에게 효과가 있고 그 외에 빈혈인 사람에게도 유효하다.

⑥ 염색제로써 알려져 있는 홍화(紅花)도 역시 한방 처방에 쓰이고 혈액의 도증에 효과가 있는 약으로 알려져 있다. 빈혈로 현기증이 있는 사람이나 하복통이나 어깨 결림에도 유효하다. 체력이 좋은 타입에게도 적합하다. 100g을 사용하는데 갈근 100g을 첨가하면 달아 오르는 증상이나 요통에도 효과가 있다.

⑦ 향신료로써 알려져 있는 사프란은 혈액의 도증에 대한 효과가 홍화의 몇배나 된다고 하며 두통에도 효과가 있다. 50g을 사용하는데 갈근 100g을 첨가해도 좋을 것이다.

역시 체력이 좋은 타입에 적합하다.

소주 1ℓ에 벌꿀 150g을 넣어 3주 이상 묵혔다가 하루에 20cc씩 마신다.

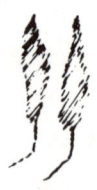

소주 1ℓ에 대해 벌꿀이나 설탕 150g을 넣어 3주 이상 담그고 1일 20cc씩 마신다.

⑨ 알기 쉬운 갱년기 장해 치료방법

체조로 고친다

체조는 혈액순환을 촉진시키고 자율신경을 정비할 수 있는 방법이다. 이하의 체조에는 횟수를 지시하고 있는데 이것을 일단 기준이라고 생각하고 증상이나 체력에 맞추어 적당히 연구하기 바란다.

요통에 유효한 '스트레칭'
① 의자에 앉아 손이 바닥에 닿을 때까지 천천히 머리를 내리고 5~30초 동안 정지한다.
② 하루에 5~6회 반복한다.

요통에 유효한 근육 운동
① 무릎을 세우고 눕는다.
② 손을 머리 위에 대고 등을 구부려 상체를 일으킨 다음, 6~12초 동안 정지한다.

어깨 결림에 유효한 '어깨 두드리기'
주먹으로 어깨를 가볍게, 좌우 30회씩 두드린다.

어깨 결림에 유효한 '무릎 구부려 앞 교차'
① 무릎을 구부리고 왼손을 위로 하여 가슴 앞에 둔다.
② 그 팔을 좌우로 벌린다.
③ 벌린 팔을 가슴 앞으로 되돌리는데, 이번에는 오른손이 위가 되도록 놓는다.
④ 10~20회 반복한다.

냉증에 유효한 '체조'

① 손발을 모으고 똑바로 선다.

② 웅크려 손을 앞에 붙인다.

③ 발을 뒤로 젖혀 뻗고 팔을 세운 자세를 취한다.

④ 자신의 페이스로 10회 이상 실시한다.

불면증에 유효한 '제자리에서 뛰기+점프'

① 손발을 모으고 똑바로 선다

② 제자리에서 뛴다. 두발이 바닥에 닿는 것을 1회로 세고 50회 실시한다.

③ 두손을 똑바로 위로 올리면서 마음껏 점프한다. 10회 실시한다.

④ 뛰기와 점프를 합해서 1셋트로 하고 익숙해지면 셋트를 늘린다.

불면증에 유효한 체조

① 다리를 어깨폭 만큼 벌리고 손을 미리 뒤로 돌려 깍지낀다.

② 등을 편채 웅크린다.

③ 손을 끼기가 어려울 경우에는 손을 앞으로 흔들어 올리면서 웅크리는 동작을 한다.

④ 15~20회를 셋트로 하고 셋트 동안에 휴식을 취하면서 2~3셋트 실시한다. 익숙해지면 셋트를 늘린다.

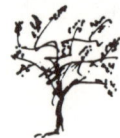

식욕 부진에 유효한 '하늘 찌르기 체조'
① 무릎을 구부리고 웅크린다.
② 손끝 발끝을 힘껏 펴면서 일어난다.
③ 15회 반복한다.

등의 피로 예방에 유효한 체조
① 무릎을 세우고 눕는다.
② 손바닥을 엉덩이 아래에 놓고 엉덩이를 띄운다. 10회 이상 실시한다.

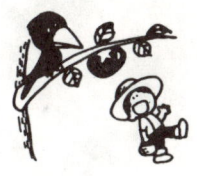

체조를 매일 계속하면 혈액순환이 좋아지고 자율신경의 작용이 정비되어 간다.

• 갱년기에 걱정되는 증상을 없애는 체조 ① •

요통에 효과가 있는 구부리기

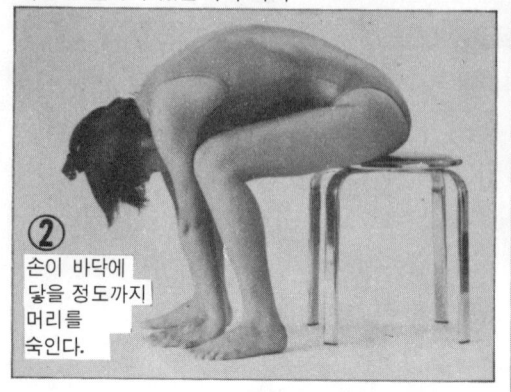

① 발을 어깨 폭으로 벌리고 의자에 앉는다.

② 손이 바닥에 닿을 정도까지 머리를 숙인다.

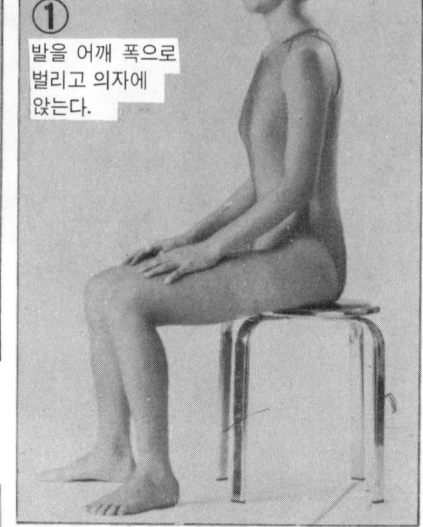

요통에 효과가 있는 '복근 운동'

누워 무릎을 세우고 손을 머리 뒤에 대어 등을 둥글게 하여 상체를 일으킨다.

무릎을 세운다.

어깨 결림에 효과가 있는 '어깨 두드리기'

주먹으로 어깨를 가볍게 두드린다

어깨 결림에 효과가 있는 '팔꿈치 구부려 앞 교차'

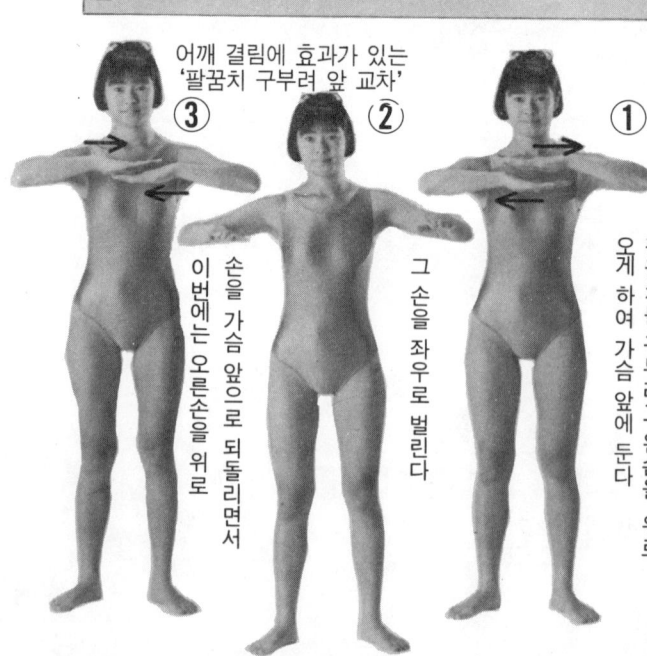

① 팔꿈치를 구부리고 왼손을 위로 오게 하여 가슴 앞에 둔다

② 그 손을 좌우로 벌린다

③ 이번에는 오른손을 위로 손을 가슴 앞으로 되돌리면서

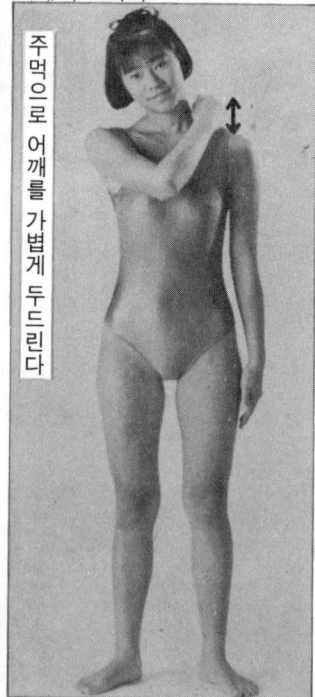

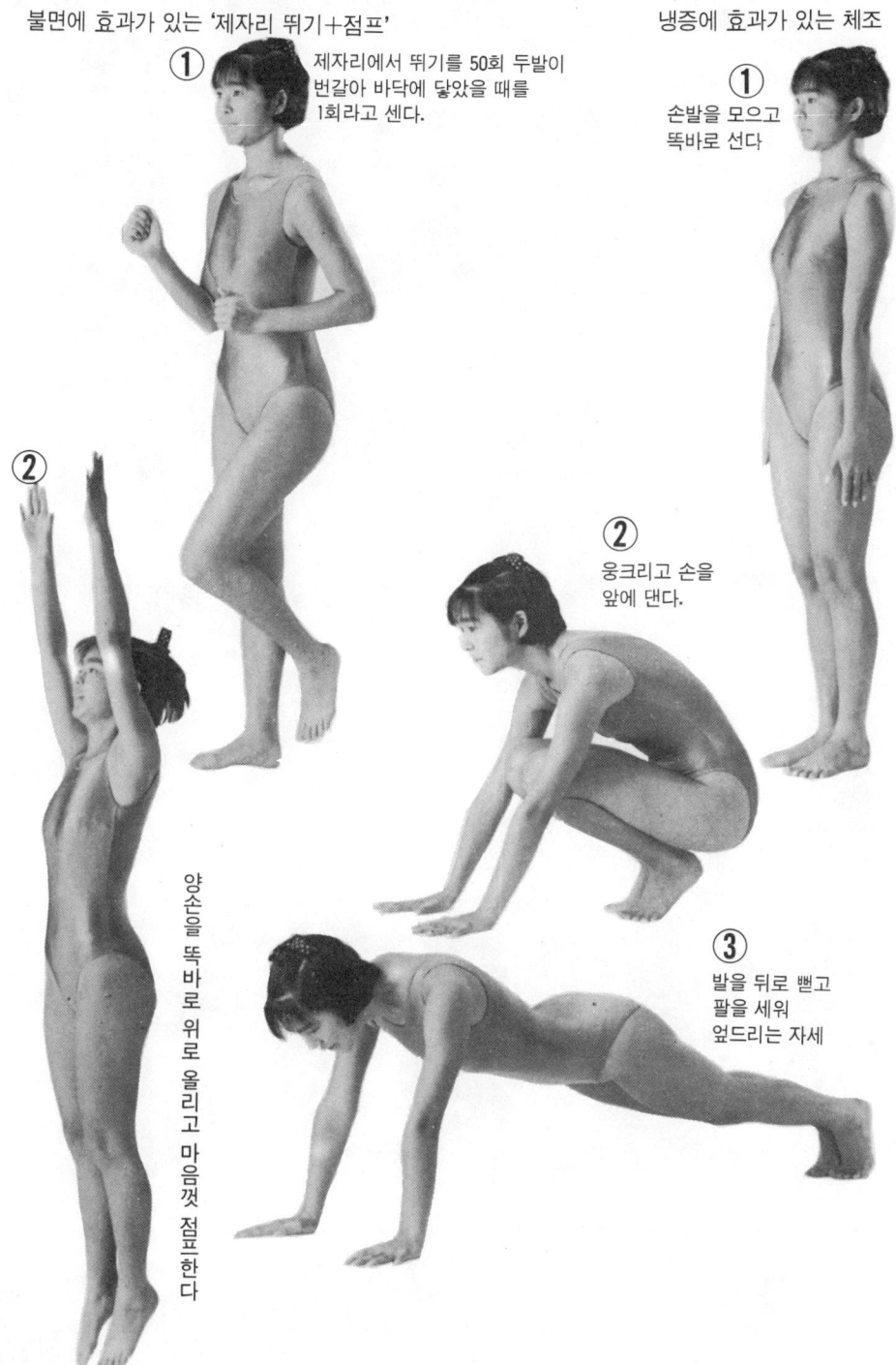

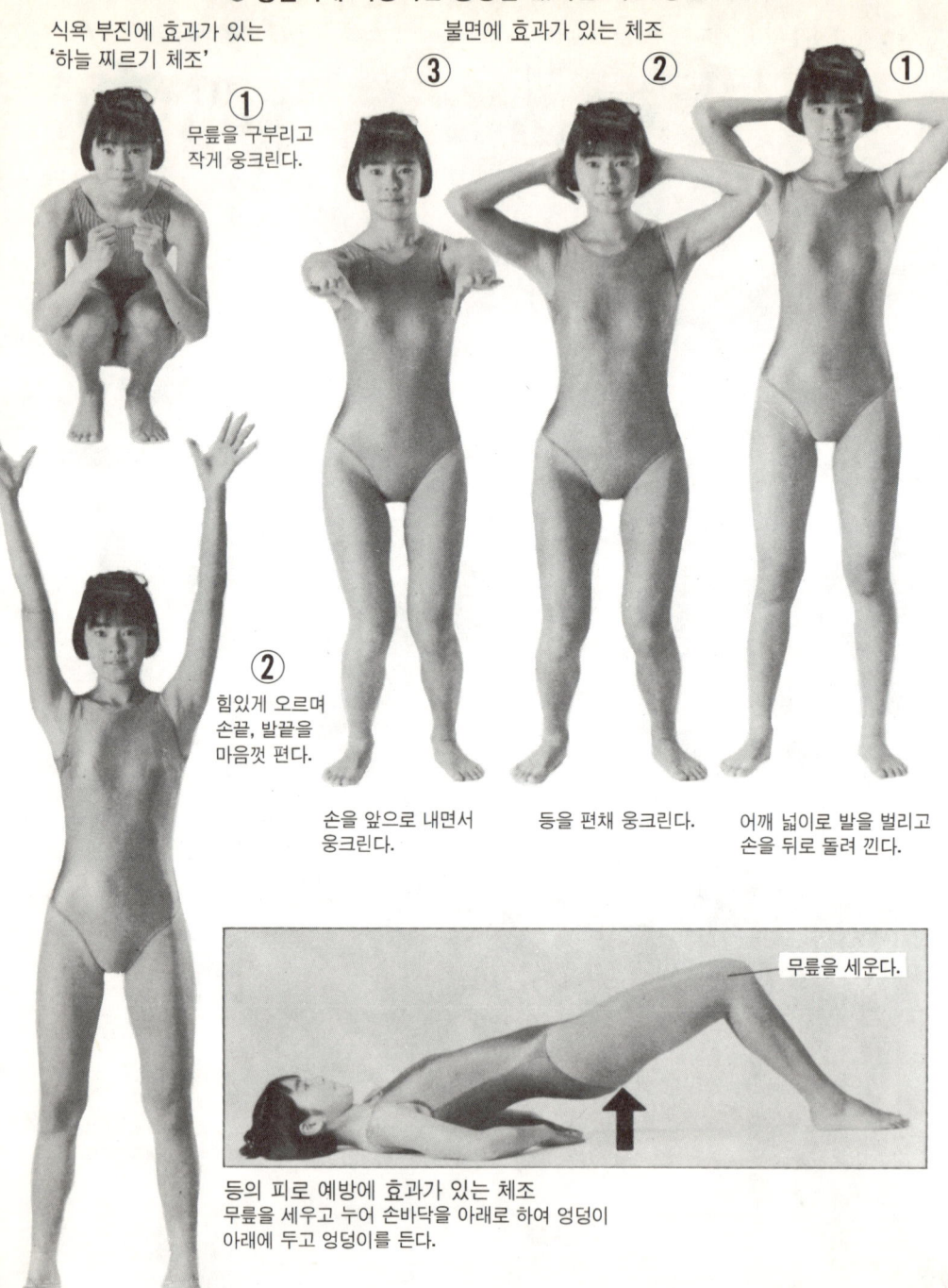

⑩ 알기 쉬운 갱년기 장해 치료방법

요가로 고친다

요가는 독특한 호흡법에 의해 자율신경을 조정·강화시킴으로써 갱년기장해의 예방과 치료에 도움이 된다. 초심자도 하기 쉬운 자세를 소개하고 있는데, 가능한 것만을 하루에 1회나 2회 천천히, 그리고 정성스럽게 실시하자.

초조함에 효과가 있는 '편안해지는 자세'

① 누워서 손바닥을 위로 향해 놓고 발은 30~40cm 폭으로 허리에서부터 20~30cm 떼어 던져 내고 가볍게 눈을 감는다.

② 목을 천천히 10회 정도 움직이면 긴장이 풀려간다. 그뒤 몸의 말단에서부터 힘을 빼어 배를 움직이면서 코로 천천히, 그리고 조용히 호흡한다.

③ 이 자세는 15분 동안으로 수시간 분량에 해당하는 수면효과를 얻을 수 있다고 한다. 다른 자세 뒤에 반드시 이 자세를 실시한다.

두통·이명에 효과가 있는 자세

① 두발을 모으고 손을 몸 옆에 붙이고 눕는다. 이 때는 보통 호흡으로 한다.

② 숨을 천천히 내쉬면서 두발을 편채로 60도 또는 직각으로 들어올린다. 이 자세를 잠시 동안 유지 그리고 호흡도 정지시킨다.

③ 숨을 내뱉으면서 발끝을 머리 바닥에 붙도록 편다.

④ 발이 바닥에 닿으면 아킬레스건을 천천히 펴고 길고 깊은 호흡을 하면서 기분이 좋을 동안은 그 자세를 유지한다.

⑤ 이 자세가 힘들 때는 가능한 몸을 구부리면 되고, 무리는 금물이다. 손으로 등뼈를 지탱하면 편하다.

변비, 생리통에 효과가 있는 '아기의 자세'
① 누워서 두발을 모은다.
이 동안 보통 호흡으로 한다.
② 왼쪽 무릎을 두손으로 안고 숨을 들이마시면서 무릎을 가슴 쪽으로 당겨 붙인다.
③ 숨을 내쉬면서 머리를 들어 가능한 얼굴이 무릎에 닿도록 등을 둥글게 한다.
④ 마찬가지로 양쪽 무릎을 두손으로 안고 숨을 들이마시면서 무릎을 배쪽으로 끌어 당긴다.
⑤ 숨을 내쉬면서 머리를 들고 가능한 얼굴이 무릎에 닿도록 등을 구부린다.
이 자세를 4호흡 동안(약 10초) 유지한다.

식욕부진, 피부 트러블에 효과가 있는 '삼각 포즈'
① 발을 80cm 정도 벌리고 서서 숨을 들이마시며 두팔을 뻗어 어깨 높이로 든다.
② 숨을 내쉬면서 상체를 오른쪽으로 천천히 쓰러뜨리고 오른쪽 팔을 오른쪽 무릎까지 내린다. 왼손을 똑바로 위로 올리고 왼손 끝을 보아 4호흡 하는 동안 이 자세를 유지한다.
③ 숨을 내쉬면서 손이 바닥과 평행이 될 정도로 상체를 쓰러뜨린다. 천천히 자세를 되돌렸으면 마찬가지로 왼쪽으로도 실시한다.

요가는 독특한 호흡법으로 자율신경의 작용을 조절한다. 가능한 자세부터 시작한다.

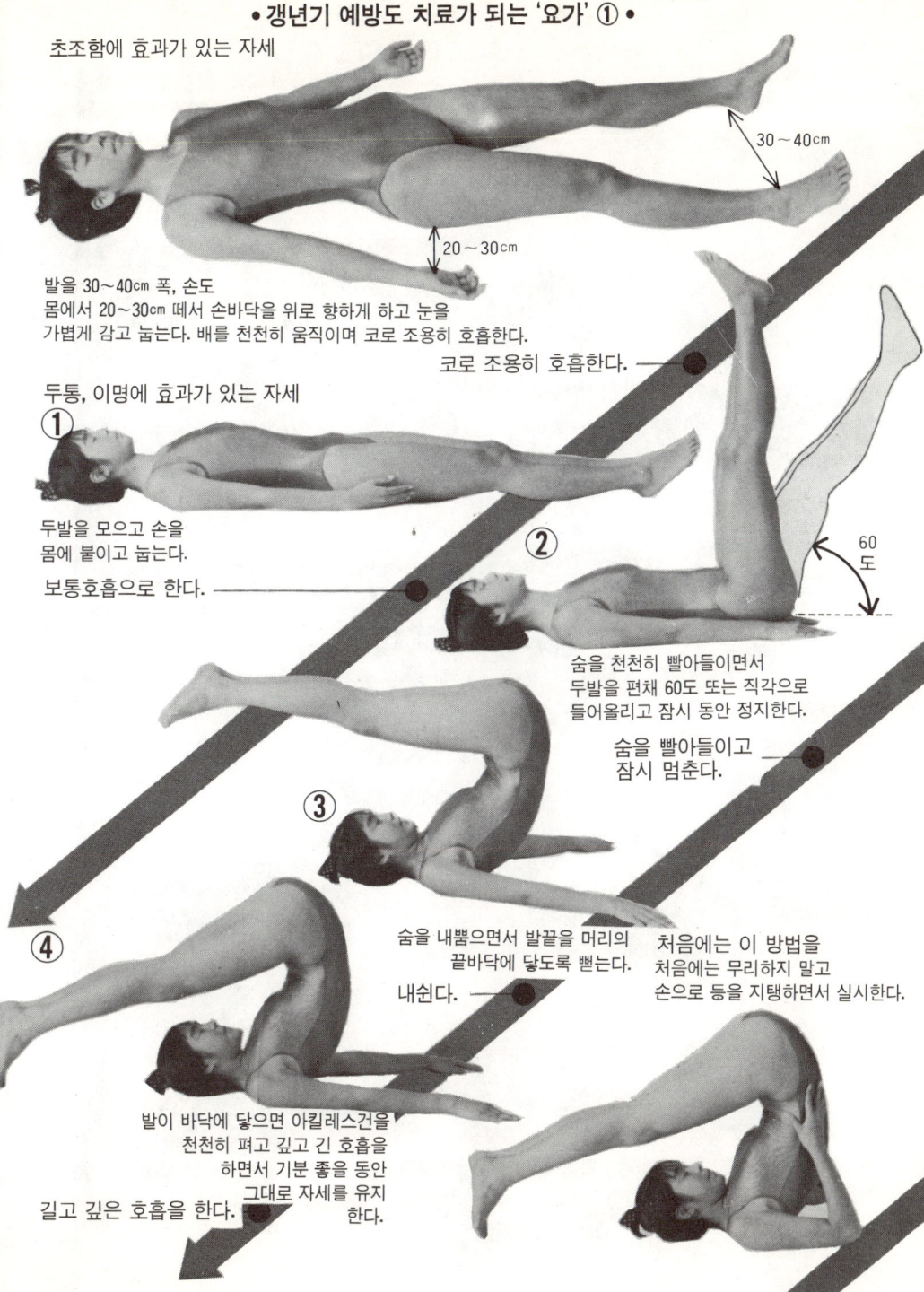

• 갱년기 예방도 치료되는 요가 ② •

변비, 생리통에 효과가 있는 '아기 자세'

누워서 두발을 모은다. 보통호흡으로 한다.

왼쪽 무릎을 두손으로 안고 숨을 빨아들이면서 무릎을 가슴 쪽으로 당겨 붙인다.

빨아들인다.

숨을 내쉬면서 머리를 들고 가능한 얼굴이 무릎에 닿도록 등을 움크린다. 이 자세를 4호흡 동안 유지한다. 왼발, 오른발도 마찬가지로 실시한다.

내쉰다 4호흡

마찬가지로 양쪽 무릎을 두손으로 안고 숨을 빨아들이면서 무릎을 배로 당겨 붙인다.

빨아들인다.

빨아들인다. 숨을 내쉬면서 머리를 들고 가능한 얼굴이 무릎에 닿도록 등을 움크린다. 이 자세를 4호흡 동안 유지한다.

빨아들인다. 4호흡

• 갱년기 예방도 치료가 되는 '요가' ③ •

식욕 부진 피부 트러블에 효과가 있는 '삼각 포즈'

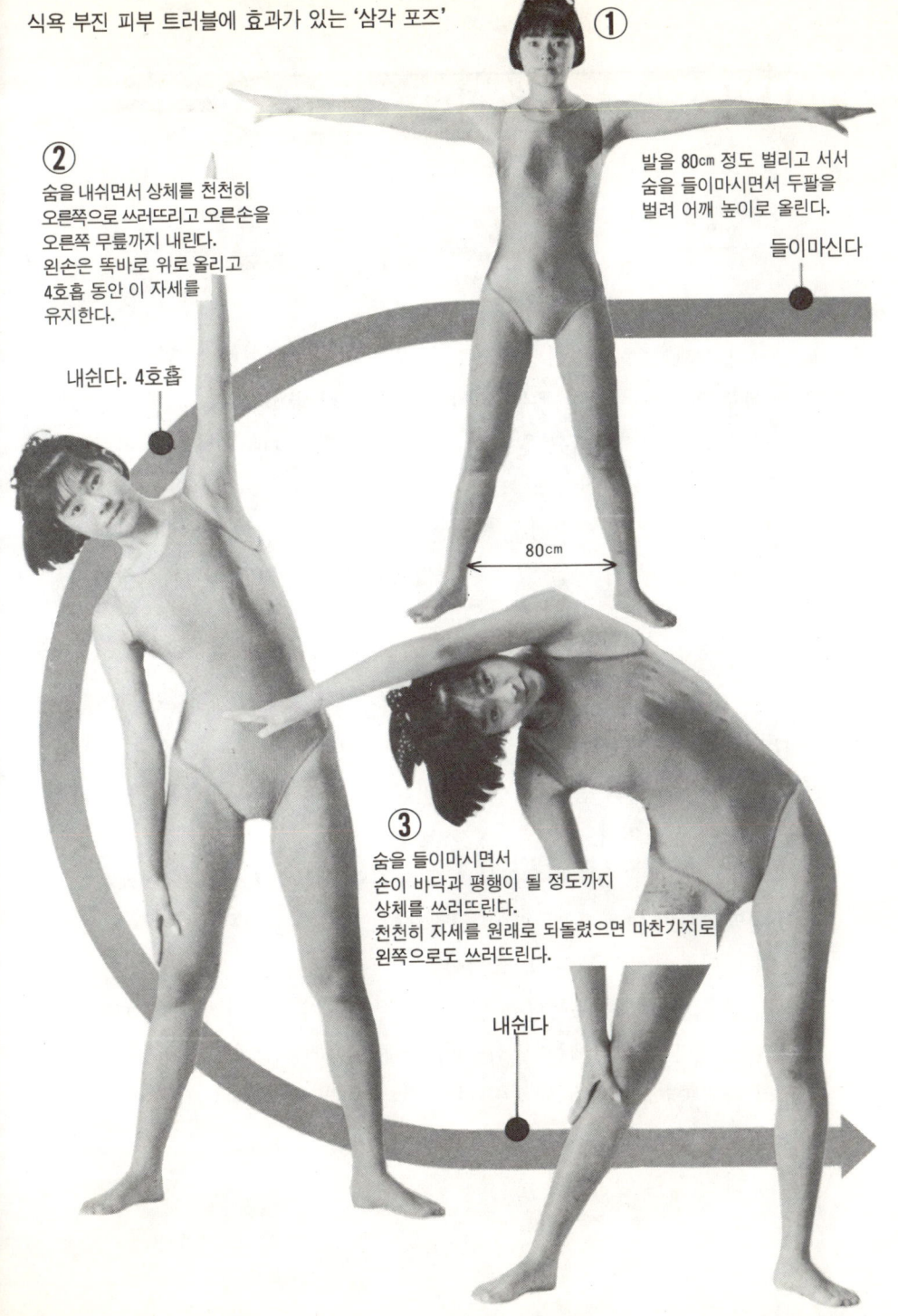

① 발을 80cm 정도 벌리고 서서 숨을 들이마시면서 두팔을 벌려 어깨 높이로 올린다.
들이마신다

② 숨을 내쉬면서 상체를 천천히 오른쪽으로 쓰러뜨리고 오른손을 오른쪽 무릎까지 내린다. 왼손은 똑바로 위로 올리고 4호흡 동안 이 자세를 유지한다.
내쉰다. 4호흡

③ 숨을 들이마시면서 손이 바닥과 평행이 될 정도까지 상체를 쓰러뜨린다. 천천히 자세를 원래로 되돌렸으면 마찬가지로 왼쪽으로도 쓰러뜨린다.
내쉰다

① 걱정되는 증상은 이렇게 없앤다

머리가 아프다, 무겁다

갱년기 장해는 증상이 다양한 것이 특징 가운데 하나인데, 그 중에서도 가장 자주 일어나는 것이 두통, 머리가 무거운 증상이다.

그러나 두통, 머리가 무거운 증상은 뇌동맥경화증, 지루막하출혈, 뇌출혈 등 중대한 병이 원인이 되어 일어나는 경우도 있다.

구토를 동반하는 갑작스러운 격렬한 두통, 고쳐지지 않은 동안 날마다 더욱 심해지는 두통, 혈압 상승을 동반하는 두통 등은 곧 외과의사의 진찰을 받아 원인을 확실히 해두자.

원인이 되는 병이 없다는 것을 알았으면 지압으로 치료할 수도 있다. 사용하는 급소는 두정(頭頂)에 있는 백회(百會), 목 뒤에 있는 천주(天柱)와 풍지(風池), 어깨에 있는 견정(肩井)이다.

백회(百會)는 뇌의 움직임을 정비한다고 일컬어지며, 두통 치료에도 자주 쓰이는 급소이다. 마지막으로 지압한다.

목이나 어깨의 급소를 사용하는 것은 두통일 때는 후두부에서 어깨까지의 혈액순환이 나빠지고 근육이 긴장되어 있기 때문이다. 목이나 어깨 근육이 단단하게 긴장되어 있을 것이다.

또 냉증을 동반하는 두통에는 발바닥을 두드리거나 밟아 달라고 하며, 빈혈을 동반하는 두통에는 발삼리(무릎에서 손가락 4개 폭의 아래로 경골의 바깥쪽)에 지압을 가하면 한층 편해진다.

또 급소의 거리를 잴 때는 지압이나 뜸을 받는 사람이 자신의 손가락을 사용하는 것이 원칙이다.

손가락을 사용한 급소 잡는 법
① 손가락 1개 폭은 엄지의 폭이다.
② 손가락 2개 폭은 약지인 중지의 폭이다.
③ 손가락 3개 폭은 인지에서 약지까지의 폭이다.
④ 손가락 4개 폭은 인지에서부터 약지까지의 폭이다.

머리가 아프고 무거운 증세를 치료하는 지압 방법
① 천주

목덜미의 움푹한 곳과 같은 높이로, 경추(頸椎)의 바깥쪽에 있다. 다른 사람에게 지압해달라고 하면 편하다.

지압하는 사람은 지압 받는 사람의 뒤에 서서 엄지와 인지를 좌우 각각의 급소에 대고 동시에 누른다.

② 풍지

천주와 유양돌기(乳樣突起) 중간에 있고 다른 사람에게 지압해 받는다. 천주와 마찬가지로 지압하는 사람은 지압받는 사람의 뒤에 서서 엄지 끝으로 누른다.

③ 견정

목 뿌리와 어깨 끝의 중간에 위치하고 있다. 천주나 풍지와 마찬가지 자세로 다른 사람에게 엄지 끝으로 좌우 동시에 눌러 받는다.

④ 백회

좌우의 귀 윗단을 연결한 선의 중앙으로, 머리 맨 위에 있으므로 자신도 지압할 수 있다. 앉아서 좌우의 인지 끝을 겹쳐 누르면 힘이 들어간다.

좌우의 귀 상단을 연결한 선의 중앙에 있는 두통에 특효가 있는 급소는 잊지말고 지압한다.

• 두통, 머리가 무거운 증세 치료법 •

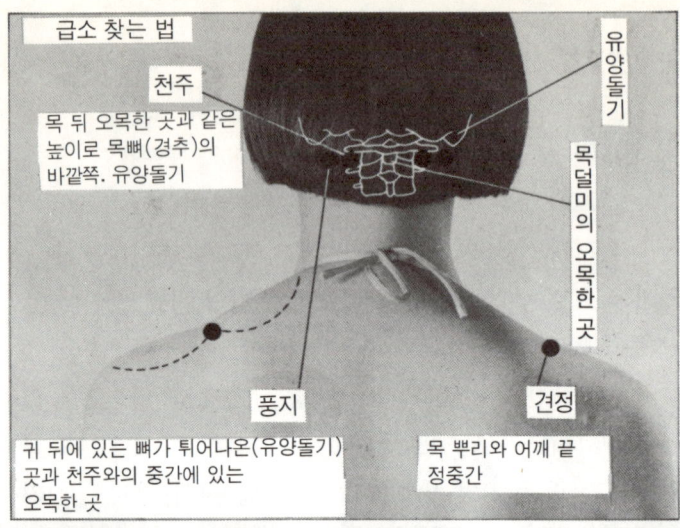

급소 찾는 법

천주: 목 뒤 오목한 곳과 같은 높이로 목뼈(경추)의 바깥쪽. 유양돌기

유양돌기

목덜미의 오목한 곳

풍지: 귀 뒤에 있는 뼈가 튀어나온(유양돌기) 곳과 천주와의 중간에 있는 오목한 곳

견정: 목 뿌리와 어깨 끝 정중간

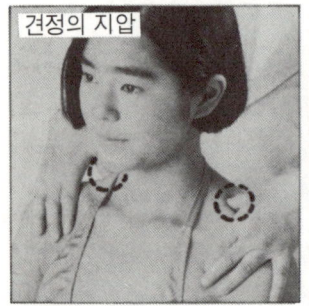

견정의 지압
지압하는 사람은 지압받는 사람의 뒤에 서서 엄지손가락 끝으로 좌우 동시에 누른다.

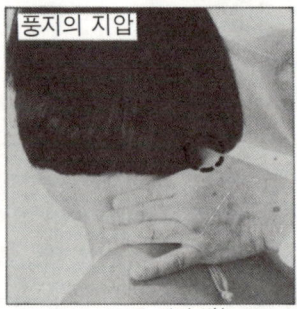

풍지의 지압
지압하는 사람은 지압 받는 사람의 뒤에 서서 엄지 끝으로 누른다.

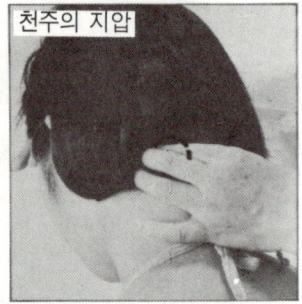

천주의 지압
지압하는 사람은 지압 받는 사람의 뒤에 서서 엄지와 인지를 좌우 각각의 급소에 대고 동시에 누른다.

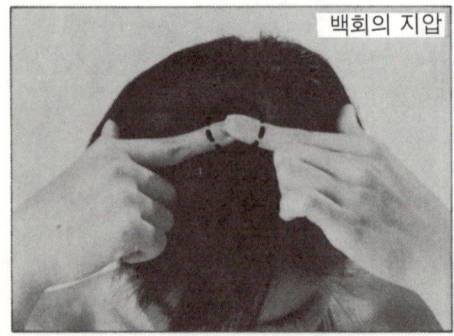

백회의 지압
좌우의 인지 끝으로 강하게 누른다.

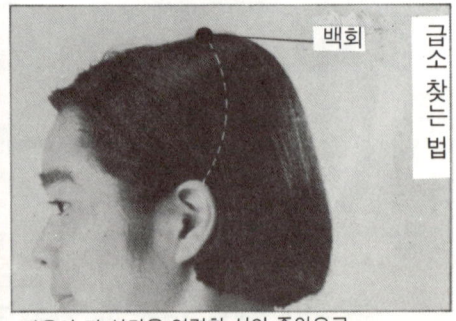

백회

급소 찾는 법
좌우의 귀 상단을 연결한 선의 중앙으로, 머리 맨 꼭대기에 있다.

② 걱정되는 증상은 이렇게 없앤다

허리가 아프다, 생리통이 심하다

갱년기가 되면 하반신이 쇠약해지는 증상은 피할 수 없는 것이며 허리나 무릎의 트러블이 늘어난다. 그 중에서도 특히 냉증이 있는 여성은 요통에 걸리기 쉽다.

요통을 일으키고 있을 때는 하반신의 혈액순환이 나빠지므로 지압으로 혈액순환을 촉진시킨다. 요통에서 중요한 급소는 허리의 신유, 지실(志室), 대장유(大腸兪)이다. 그리고 갱년기의 여성인 경우에는 차료를 하면 좋은 효과가 있다.

지압만으로 낫지 않을 때에는 증기 타올로 하반신을 따뜻하게 한다.

다만 요통은 척추를 지탱하는 허리 근육과 배의 복근이 쇠약해지기 때문에 일어난다. 죠깅, 요통 체조 등으로 허리나 배의 근육을 단련하기 바란다. 근육을 단련해 두지 않으면 지압으로 치료해도 재발하기 쉽기 때문이다.

또 생리통의 예방과 치료에는 뜸이나 지압이 유효하다.

요통을 치료하는 지압 방법

① 신유

늑골의 하단 높이로 배꼽에서 손가락 2개 폭 만큼의 바깥쪽에 있다. 허리의 지압은 다른 사람에게 해받는다. 지압을 받는 사람은 엎드리고 지압하는 사람은 그 왼쪽에 앉아 좌우의 급소에 각각 손가락 끝을 대고 동시에 누른다. 이때 체중을 손끝에 실으면서 몸을 앞으로 숙여 누르면 받는 사람의 기분이 좋아진다.

② 지실

신유와 같은 높이로 신유에서 손가락 2개 폭 바깥쪽에 있다. 신유와 같은 요령으로 좌우 동시에 지압을 받는다.

③ 대장유

신유보다 손가락 4개 폭 만큼 내려간 곳에 있다. 대장유도 신유와 같은 요령으로 지압해 받는다.

④ 차료(次骨髎)

대장유를 손가락 6개 폭 내려 거기에서부터 또 손가락 1개 폭 만큼 중앙으로 들어간 곳에 있다. 여기도 신유와 같은 요령으로 지압해 받는다.

생리통을 치료하는 지압법

① 현재 생리통이 일어나고 있을 때는 상내정(上內庭) 뜸질이나 지압이 효과가 있다. 뜸이 보다 효과가 높고, 7~9회 하면 통증이 거의 없어진다. 상내정은 발의 둘째발가락과 셋째발가락 사이로, 발가락 뿌리에서부터 손가락 1개 폭 위를 누르면 통증이 있는 위치이다. 외출중일 때 등뜸을 하기가 무리일 때는 앉아서 무릎을 세우고 인지 끝으로 강하게 누른다.

② 생리통을 예방하기 위해서는 생리가 시작되기 2~3일 전부터 차료와 혈해(血海)에 뜸질이나 지압을 한다. 각각의 급소에 뜸을 5회씩 실시한다. 혈해의 지압은 앉아서 무릎을 세우고 엄지 끝으로 누른다.

요통은 특히 냉증이 있는 여성에게 많다. 지압 등을 실시하여 하반신의 혈액순환을 우선 개선한다.

• 요통, 생리통 치료법 •

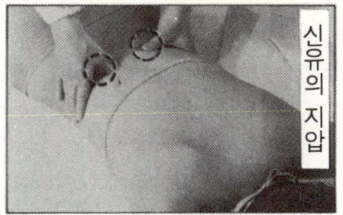
신유의 지압

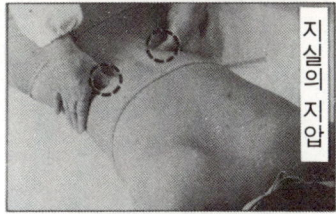
지실의 지압

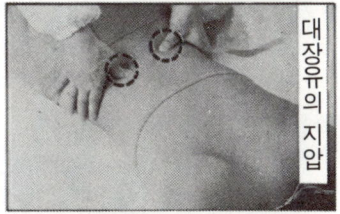
대장유의 지압

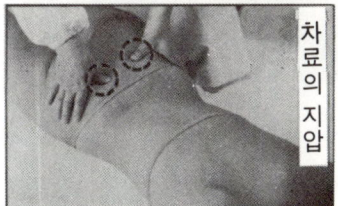
차료의 지압

허리 급소 찾는 법

신유
늑골 하단 높이로 늑골에서 손가락 2개폭 바깥쪽.

지실
신유와 거의 같은 높이로 신유 보다 손가락 2개 폭 바깥쪽.

대장유
신유에서 손가락 4개 폭 아래

차료
대장유에서 손가락 6개 폭 아래로, 손가락 1개 폭 안으로 들어간다.

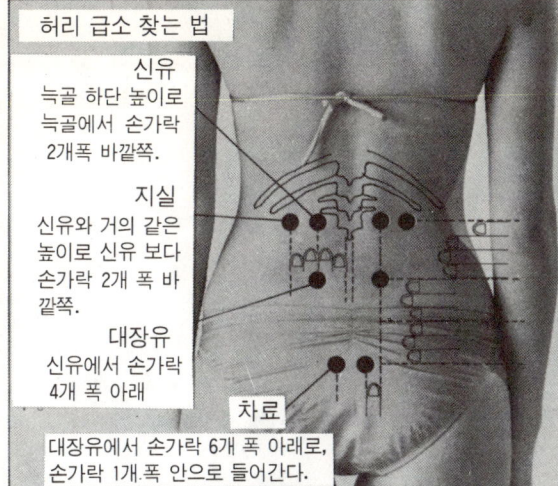

엎드리고 지압하는 사람은 그 왼쪽에 앉아 엄지 끝에 체중을 실으면서 좌우의 급소를 동시에 누른다.

발 급소 찾는 법

혈해
슬개골 안쪽의 상각에서 손가락 3개 폭 만큼 위

슬개골

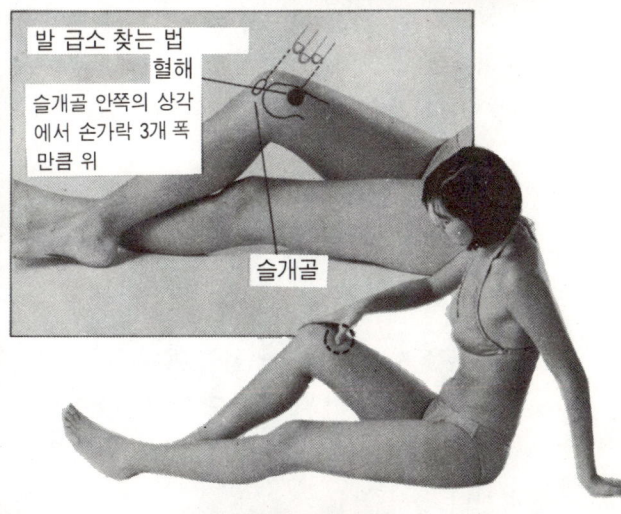

혈해의 지압
앉아서 무릎을 세우고 엄지 끝으로 누른다.

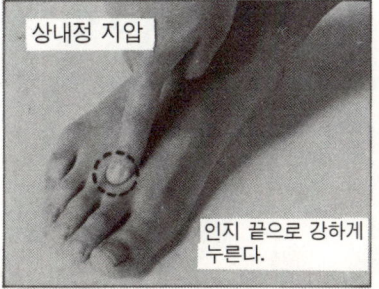
상내정 지압

인지 끝으로 강하게 누른다.

발 급소 찾는 법

상내정

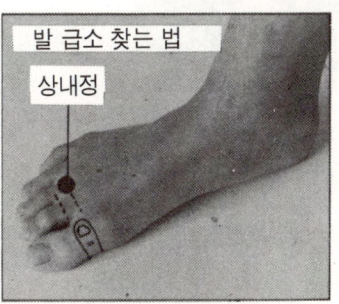

발의 둘째발가락과 셋째발가락 사이로, 발가락 뿌리에서부터 엄지손가락 1개 폭 위에 있으며, 누르면 아픈 곳

③ 걱정되는 증상은 이렇게 없앤다

어깨가 결린다

　40세 무렵부터 어깨 결림을 호소하는 사람이 늘기 마련이다. 바느질이나 뜨개질처럼 눈을 사용하는 일을 한 후엔 특히 어깨가 결리는데, 부엌일도 의외로 어깨 결림이 오기 쉬운 것이다.

　세탁을 하거나 칼을 사용하거나 하는 부엌 일은 매일 하는 것이므로 본인은 알지 못하고 있지만 목이나 어깨 근육은 상당히 긴장되어 있다. 웅크린 자세로 일을 많이 하기 때문에 머리의 무게가 어깨나 목 근육에 걸리기 때문이다.

　특히 평소에도 등을 구부린 자세로 있는 사람은 어깨 결림을 일으키기 쉬우므로 주의하기 바란다.

　요통이 있는 사람, 발이 아픈 사람 등도 아픈 곳을 보호하기 위해 부자연스러운 자세를 취하게 되는데, 이로 인하여 어깨 결림이 일어나기 쉬워진다. 손이나 팔이 아플 때도 역시 나쁜 부분을 보호하려다 어깨에 부담이 생기고 굳어지는 것이다. 정신적인 긴장이 오래 지속될 때도 이런 증상이 일어난다.

　또 노안 등 시력 저하일 때, 안경이 맞지 않을 때, 조명이 어둡거나 적절치 않을 때 등에도 어깨 결림이 일어난다. 안과에서 눈과 안경 검사를 해두어야 할 것이다.

　어깨 결림을 치료하는 급소 중에 가장 중요한 것은 어깨에 있는 견정과 등의 고황(膏肓)이다. 이 2개의 급소에 뜸을 한다. 목의 천주와 풍지, 손등쪽에 있는 합곡(合谷)에는 지압을 하는 것이 좋을 것이다.

어깨 결림을 치료하는 지압 방법
① 천주
목덜미의 급소와 같은 높이로, 경추의 바깥쪽에 있고 다른 사람에게 지압해 받는다. 지압하는 사람은 지압 받는 사람의 뒤에 서서 주로 쓰는 손의 엄지와 인지를 좌우의 급소에 각각 대고 동시에 누른다.
② 풍지
귀 뒤에 있는 뼈가 튀어나온 곳(유양돌기)과 천주와의 사이인 오목한 곳에 있다.
여기도 천주와 마찬가지로 앉아서 다른 사람에게 지압해 받는다. 엄지 손가락 끝으로 급소를 누른다.
③ 합곡
엄지와 인지 뿌리에 있으며 자신이 지압할 수 있다. 인지와 중지로 손바닥을 지탱하고 엄지 끝을 세워 누른다.

어깨 결림을 없애는 뜸 방법
① 견정
목 뿌리와 어깨 끝의 중간에 있다. 2mm 정도 두께로 자른 생강을 뜸 위에 얹고 그 위에 쑥을 둔 다음, 불을 붙여 뜨거워지면 치운다.
② 고황
견갑골의 등골쪽 가장자리에서 거의 중앙에 있다. 견정과 마찬가지로 생강뜸을 한다.

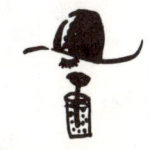

손끝을 사용하여 목과 어깨의 급소를 지압한다.

• 어깨 결림 치료법 •

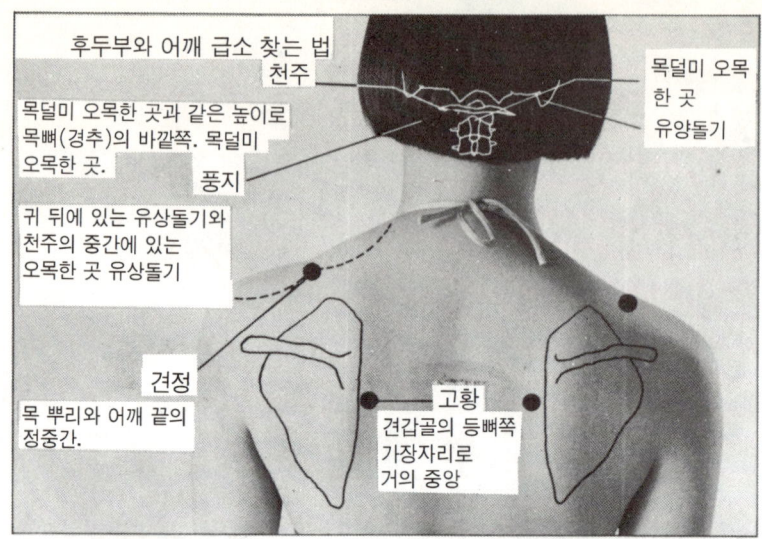

후두부와 어깨 급소 찾는 법
천주
목덜미 오목한 곳과 같은 높이로 목뼈(경추)의 바깥쪽. 목덜미 오목한 곳.
풍지
귀 뒤에 있는 유상돌기와 천주의 중간에 있는 오목한 곳 유상돌기
목덜미 오목한 곳 유양돌기
견정
목 뿌리와 어깨 끝의 정중간.
고황
견갑골의 등뼈쪽 가장자리로 거의 중앙

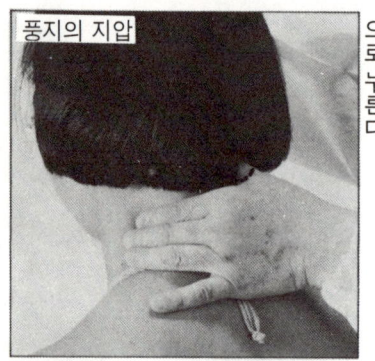

풍지의 지압
지압하는 사람은 지압받는 사람의 뒤에 서서 엄지손가락 끝으로 누른다

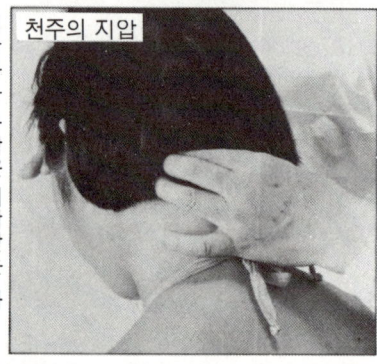

천주의 지압
지압하는 사람은 지압받는 사람의 뒤에 서서 엄지와 인지로 좌우 급소를 동시에 누른다

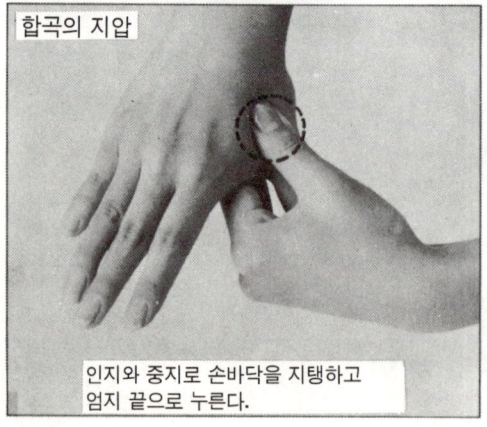

합곡의 지압
인지와 중지로 손바닥을 지탱하고 엄지 끝으로 누른다.

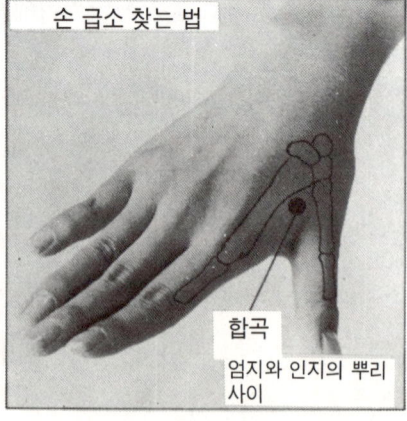

손 급소 찾는 법
합곡
엄지와 인지의 뿌리 사이

④ 걱정되는 증상은 이렇게 없앤다

얼굴이 달아오른다

얼굴이 확 달아오른다, 열이 난다라고 호소하는 갱년기 여성이 자주 있다. 얼굴이 달아오르는 것은 말초 기관의 수축, 긴장의 조절이 잘 되지 않기 때문에 일어나는 자율신경 실조증 가운데 하나이다.

몸의 말초에 있는 가는 혈관은 추울 때엔 체온이 밖으로 도망가지 못하도록 수축하고, 더울 때는 체온이 상승하지 않도록 확장하고 있다. 그러나 필요 이상으로 혈관이 확장되어 있으면 달아오르는 증상이 일어난다.

따라서 냉증, 달아오름증도 혈류의 균형을 정비하는 것으로써 치료한다.

우선은 위에 모여 있는 혈액이 목에서부터 몸의 말단에까지 잘 흐르도록 손바닥, 손가락, 발가락을 잘 마사지하고 발의 임읍(臨泣)이라는 급소를 지압한다. 몸의 말단에 자극을 줌으로써 혈액의 흐름을 바꾸는 것이다.

엎드려서 남편에게 발바닥을 밟아달라고 하거나 대나무 밟기 등을 해도 효과가 있다.

달아오름을 고치는 마사지법
① 마사지하는 손 부분은 새끼손가락과 손바닥 전체이다.
② 손바닥은 엄지의 배를 사용해도 된다.
③ 다음에 새끼손가락을 엄지와 인지로 끼워 정성껏 비벼 푼다.
④ 발은 첫째발가락, 둘째발가락, 새끼발가락을 마사지한다.

⑤ 모든 발가락을 앉아서 엄지와 인지로 정성껏 비벼 푼다.
⑥ 손과 발의 마사지는 합쳐 10분 정도 실시한다.

발의 급소 지압법
① 임읍(臨泣)
발등쪽으로 넷째발가락과 새끼발가락으로 향하는 뼈 사이에 있다.
② 앉아서 무릎을 세우고 엄지손가락 끝으로 누른다.

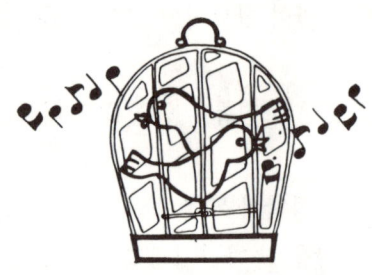

손, 발을 자극함으로써 혈류의 균형을 정비, '냉증 달아오름'을 고친다.

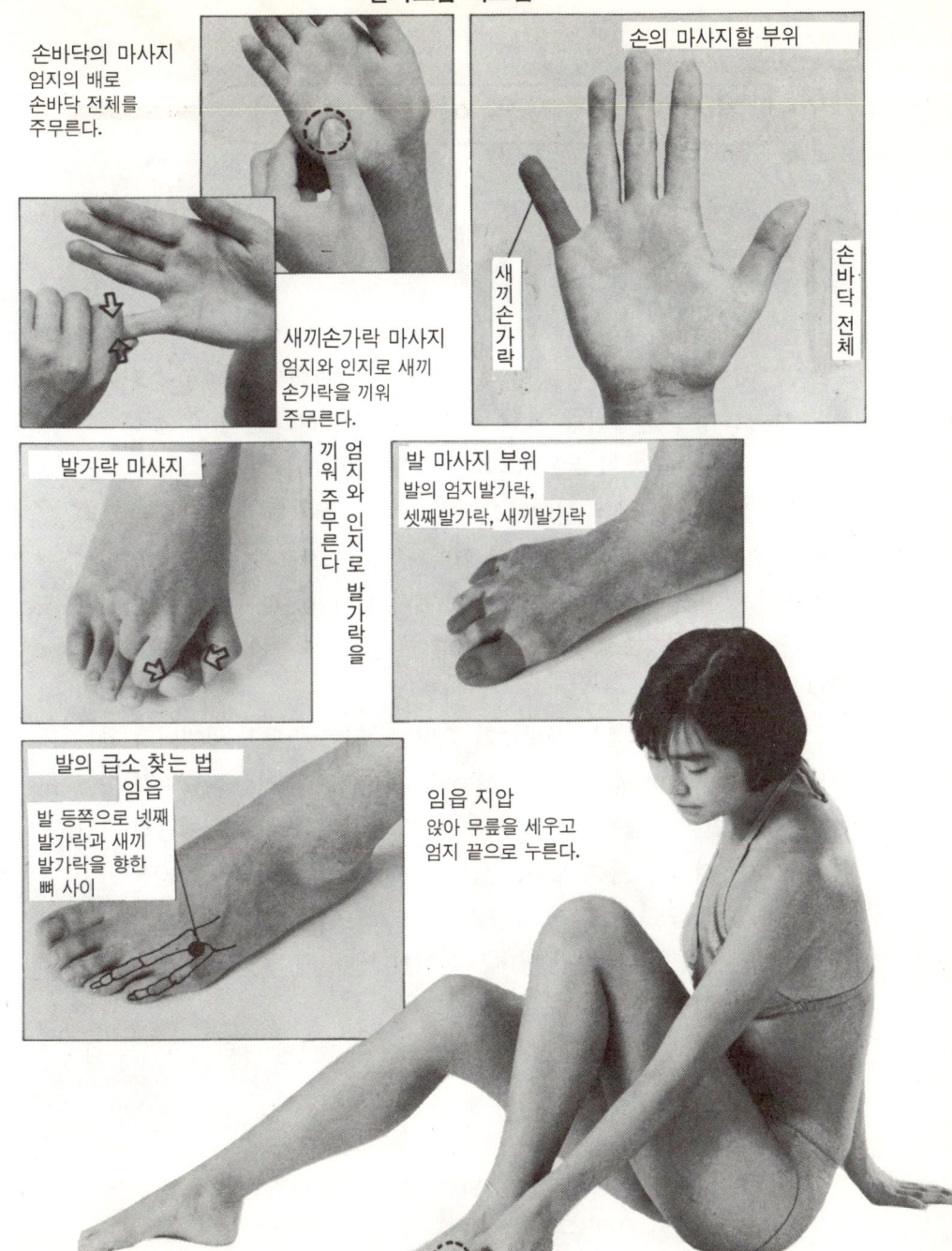

⑤ 걱정되는 증상은 이렇게 없앤다

발목이 차다

　냉증이란 몸 전체가 찬 것이 아니라 몸 일부 만이 차기 때문에 일어나는 불쾌한 증상을 말한다. 특히 차기 쉬운 곳은 허리로, 발이 그 다음이다. 즉, 하반신이 차기 쉬운 것이다.

　하반신에서 심장으로 혈액이 되돌아올 때는 중력(重力)을 거슬러 올라가야 한다. 그 때문에 하반신의 혈액은 심장으로 되돌아 가기 어렵고 혈류가 멈춰 정체되기 쉬운 것이다. 게다가 자율신경이 실조를 가져와 혈관이 필요 이상으로 수축되어 버리면 혈류의 정체가 한층 더 심해진다.

　갱년기의 여성에게는 옛날부터 요탕(要湯)이 좋다고 일컬어져 왔는데, 요탕은 특히 하반신의 냉증 해소에 효과가 있다. 전신을 더운물 속에 넣어 버리면 피로해지기 때문에 장시간 있을 수 없지만 요탕이라면 가만히 오랫 동안 있을 수가 있다. 냉증도 풀리며 냉증 때문에 잠을 잘 이루지 못하던 사람도 잘 잘 수 있게 된다.

　생강뜸은 목욕 후 1시간 이내는 피해야 한다.

요탕에 들어가는 법

　① 욕조 안에 허리선에서부터 아래가 잠길 정도의 더운 물을 담는다. 온도는 언제나 들어갈 정도이면 될 것이다.

　② 한여름 이외엔 윗옷을 입은 채로 들어간다.

　③ 상반신에 땀을 흘릴 정도이면 전신을 씻고 샤워한다.

　④ 냉증이 심한 사람은 귤껍질을 말린 것이나 쑥, 소금 등을 넣어 약탕

으로 하면 더욱 효과적이다.
⑤ 끝마친 후에는 물기를 잘 닦고 발에 크림이나 오일을 바른 뒤, 양말을 신고 더운 기가 나가는 것을 막는다.

손을 따뜻하게 하는 법
① 양동이나 세면기에 뜨거운 물(42~43도)을 넣고 한겨울에는 45도 정도의 더운물을 준비한다.
② 더운물 속에 손목과 팔꿈치를 담그고 5분 정도 따뜻하게 한다. 도중에 물이 차거워지면 물을 갈아 따뜻하게 한다.
③ 손과 발이 찬 사람은 요탕 때 손도 함께 담근다.

냉증을 치료하는 발의 생강뜸
① 삼음교(三陰交)
안쪽 복사뼈에서부터 손가락 4개 폭 정도의 위로, 경골의 뒤 가장자리에 있다. 급소가 위가 되도록 무릎을 세우고 앉아 2mm 정도 두께의 생강을 얹고 그 위에 쑥을 얹어 불을 붙인다. 뜨거워지면 제거한다.
② 태계(太谿)
안쪽 복사뼈 뒤와 아킬레스건 사이에 있다. 삼음교와 마찬가지로 생강뜸을 한다.

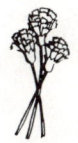

> 상반신에 땀이 날 때까지 요탕에 가만히 있는다. 냉증이 심한 사람은 약탕을 이용한다.

• 냉증 치료법 •

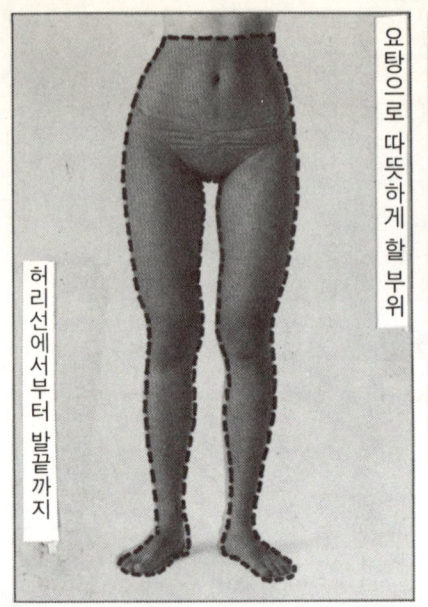

요탕으로 따뜻하게 할 부위

허리선에서부터 발끝까지

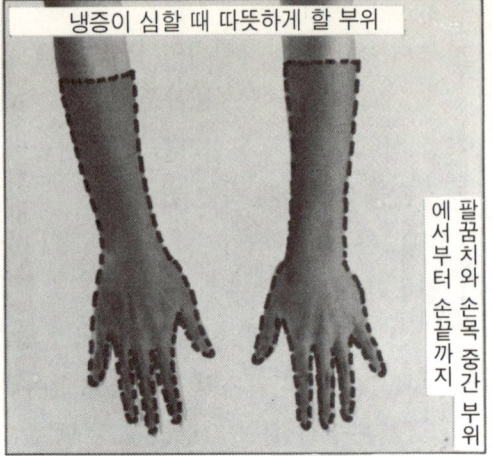

냉증이 심할 때 따뜻하게 할 부위

팔꿈치와 손목 중간 부위에서부터 손끝까지

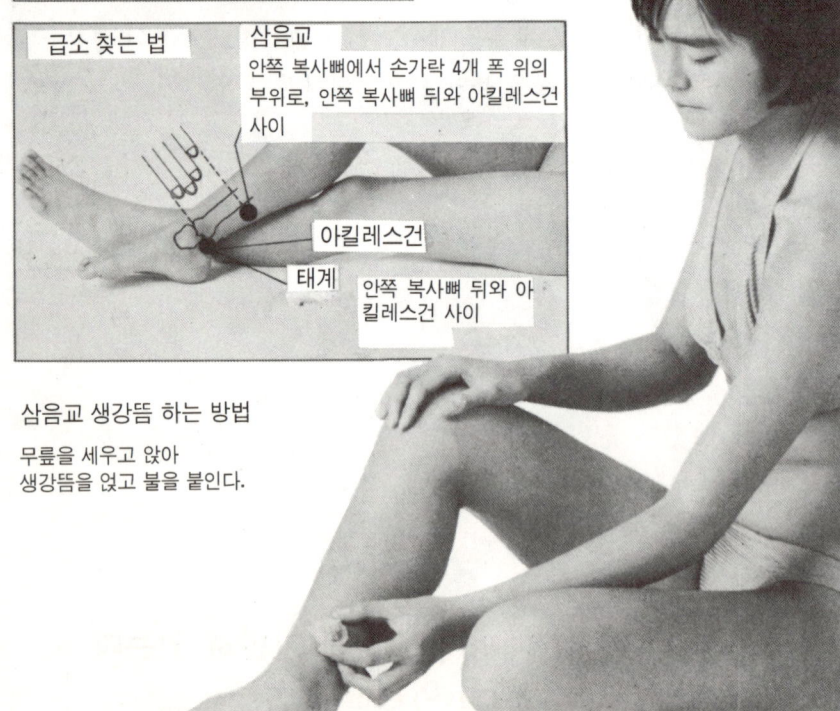

급소 찾는 법

삼음교
안쪽 복사뼈에서 손가락 4개 폭 위의 부위로, 안쪽 복사뼈 뒤와 아킬레스건 사이

아킬레스건

태계 안쪽 복사뼈 뒤와 아킬레스건 사이

삼음교 생강뜸 하는 방법

무릎을 세우고 앉아
생강뜸을 얹고 불을 붙인다.

6 걱정되는 증상은 이렇게 없앤다

현기증이 난다

한마디로 현기증이라고 해도 그 중에는 여러 종류가 있다. 예를 들면 갑자기 일어날 때 일어나는 현기증이나 체위를 전환했을 때 일어나는 것은 뇌로 가는 혈액의 일시적 부족에 의한 것으로 그다지 걱정할 필요는 없다.

본래 빈혈의 기미가 있는 사람이 일으키기 쉬운 현기증이지만, 갱년기 여성이 일으키는 현기증 중에서도 가장 빈번하게 볼 수 있는 것이 이 타입이다.

그러나 눈이 빙빙 도는 듯한 회전성(回轉性) 현기증이나 후들후들 떨려 걸을 수 없는 동요성(動搖性) 현기증은 안쪽 귀와 관련되어 있는 경우도 있으므로 이비인후과에서 진찰을 받아 원인을 확인하기 바란다.

일어날 때 현기증이 일어나는 것을 고치는 지압과 뜸질 방법

① 풍지

귀 뒤에 있는 유양돌기 라는 뼈와 나중에 서술할 천주라는 중간의 오목한 곳에 있다. 엎드린 채로 다른 사람에게 지압받도록 하자.

지압을 하는 사람은 지압을 받는 사람의 왼쪽에 앉아 엄지 손가락에 체중을 실으면서 좌우를 동시에 누른다.

② 견정

목 뿌리와 어깨 끝의 중간에 있다. 앉아서 다른 사람에게 지압해 받는다.

③ 백회

좌우의 귀 상단을 연결한 선의 중앙으로 머리 맨 위에 있다. 이 급소는 자신이 좌우의 인지 끝을 겹쳐 누른다.

④ 중려태(中厲兌)

둘째발가락의 발톱이 난 곳 중앙에 있다. 지압도 효과가 있으나 생강 뜸질쪽이 보다 쪽이 효과가 있다.

회전성(回轉性) 현기증을 없애는 지압법

① 천주

목덜미의 움푹 패인 곳과 같은 높이로, 목뼈(경추)의 바깥쪽에 있다. 엎드린 채로 풍지와 마찬가지로 다른 사람에게 지압받는다.

② 풍지

일어나면 현기증이 날 때까지 지압한다.

③ 견정

일어나면 현기증이 날 때까지 지압한다.

④ 태계

안쪽 복사뼈 뒤와 아킬레스건 사이에 있다. 앉아서 무릎을 세우고 자신의 엄지손가락으로 누른다. 고혈압을 동반한 현기증에도 효과가 있다.

⑤ 내협계(內俠谿)

발등 쪽의 셋째발가락과 넷째발가락 사이로, 발가락 뿌리에서 손가락 1개 폭 만큼 위에 있다. 앉아서 무릎을 세우고 자신의 엄지 끝으로 누른다.

⑥ 백회

일어나면 현기증이 날 때까지 지압한다.

우선 엎드리거나 후두부의 목 뿌리에 있는 급소를 다른 사람에게 지압받는다.

• 현기증 치료법 •

견정의 지압

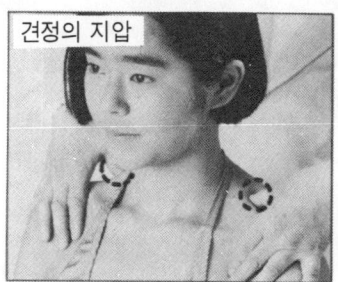

지압하는 사람은 지압을 받는 사람의 뒤에 서서 엄지 끝으로 좌우 동시에 누른다.

후두부 급소 찾는 법

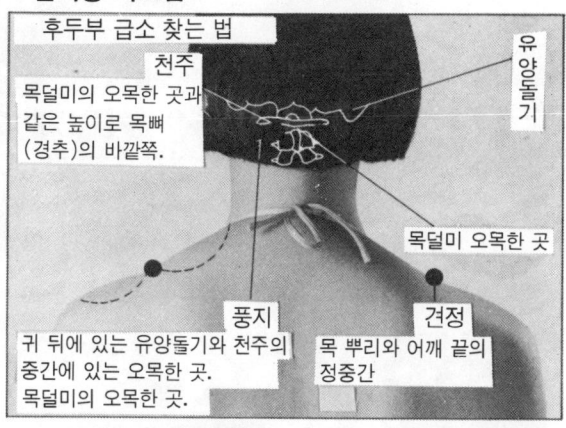

천주: 목덜미의 오목한 곳과 같은 높이로 목뼈(경추)의 바깥쪽.

유양돌기

목덜미 오목한 곳

풍지: 귀 뒤에 있는 유양돌기와 천주의 중간에 있는 오목한 곳. 목덜미의 오목한 곳.

견정: 목 뿌리와 어깨 끝의 정중간

머리 급소 찾는 법

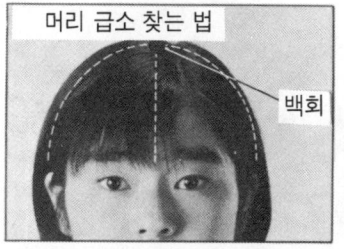

백회

좌우의 귀 상단을 연결한 선의 중앙으로 머리 맨위에 있다.

천주의 지압 / 풍지 지압

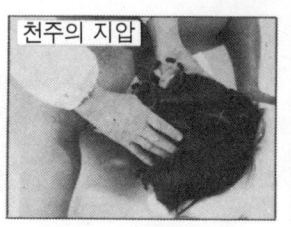

모두 지압 받는 사람은 엎드리고 지압하는 사람은 그 왼쪽에 앉아 손가락 끝에 체중을 실으면서 좌우 동시에 누른다.

백회의 지압

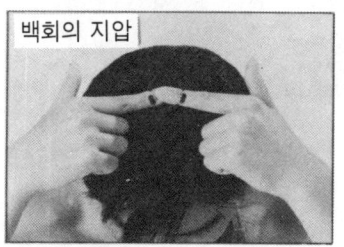

좌우의 인지 끝을 겹쳐 누른다.

발의 급소 찾는 법

태계: 안쪽 복사뼈의 뒤와 아킬레스건 사이

아킬레스건

태계의 지압

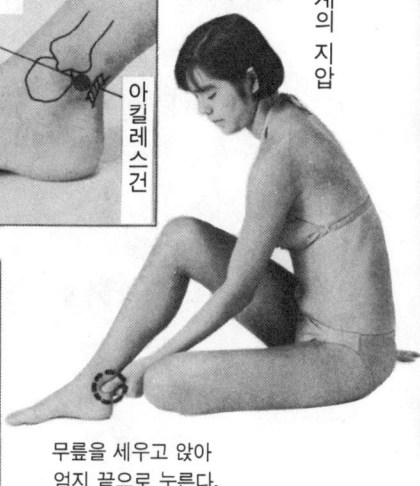

무릎을 세우고 앉아 엄지 끝으로 누른다.

발의 급소 찾는 법

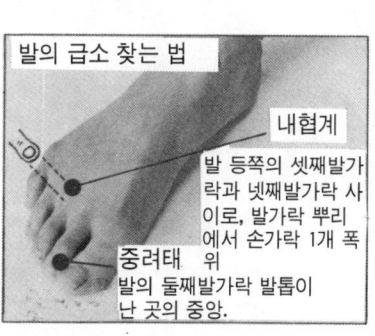

내협계: 발 등쪽의 셋째발가락과 넷째발가락 사이로, 발가락 뿌리에서 손가락 1개 폭 위

중려태: 발의 둘째발가락 발톱이 난 곳의 중앙.

내협계의 지압

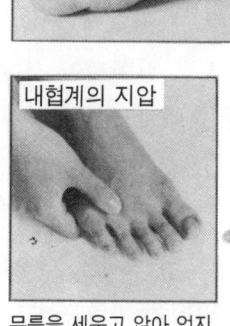

무릎을 세우고 앉아 엄지 끝으로 누른다.

⑦ 걱정되는 증상은 이렇게 없앤다

동계, 숨이 가쁜 현상이 있다

심장이 쿵쾅쿵쾅 빨리 뛰는 것을 느끼는 것과 숨이 가쁜 것은 다른 증상이지만 운동을 한 직후일 때 등에 이 두 증상이 동시에 일어나는 경우가 많으므로 일반적으로는 같은 증상으로써 다루어지고 있는 것 같다.

또한 이 증상은 심장 질환이나 호흡기계 질환, 신경증 등 어떤 병이 있기 때문에 일어나는 경우도 있다. 안정하고 있어도 일어나고, 오랫동안 계속되며 고혈압이나 비만 등을 동반할 때는 한번 내과 의사에게 진단을 받도록 한다.

그러나 계단을 밟아 오르거나, 운동한 직후나 다른 사람들 앞에서 말을 할 때 긴장하거나, 흥분했을 때의 동계(動悸)나 숨가쁨은 극히 자연스러운 현상이다. 갑자기 산소가 필요해지고 심장이 일시적으로 혈액을 대량으로 보내야 하기 때문에 일어나는 것이다.

신경질적인 사람이 매우 피로하거나 담배를 너무 많이 피웠을 때 느끼는 맥박의 흐트러짐을 동반하는 동계도 걱정할 필요는 없다.

한편 심장의 작용과 폐의 작용은 자율신경에 의해 조절되고 있으므로 자율신경 실조증의 하나로 일어나는 경우도 자주 있다. 갱년기 여성이 아무 병도 없는데 자주 이런 느낌을 갖는 것은 자율신경의 상태가 흐트러져 있기 때문이다.

이런 때는 지압으로 심폐(心肺)의 작용을 정비하도록 하자. 사용하는 급소는 등에 있는 궐음유(厥陰兪), 심유(心兪), 팔 안쪽에 있는 극문(郄門), 내관(內關), 신문(神門)이다. 특히 심유, 극문은 심장의 기능을 높이는 특효혈(特効穴)이라고 일컬어지고 있다. 마음을 안정시켜 침착한 마음으로 지압하면 효과적이다.

동계, 숨가쁨을 없애는 지압법

① 궐음유(厥陰兪)

견갑골의 안쪽 거의 중앙에서부터 손가락 2개 폭 만큼의 등골쪽에 있다. 스스로는 지압할 수 없는 곳이므로 타인에게 누르도록 하여 지압받는다.

지압을 받는 사람은 엎드리고 지압하는 사람은 그 왼쪽에 앉아 엄지 끝에 체중을 실으면서 누른다. 좌우의 급소를 동시에 지압한다.

② 심유(心兪)

궐음유에서부터 손가락 2개 폭 아래에 있다. 궐음유와 마찬가지로 엎드려 다른 사람에게 지압을 받는다.

③ 극문(郄門)

팔 안쪽의 중앙으로, 손목과 팔꿈치 중간에 있으며, 스스로 지압할 수 있다. 즉, 손바닥으로 지탱하면서 엄지 끝으로 누른다.

④ 내관(內關)

손목의 주름 중앙에서부터 손가락 3개 폭 만큼의 팔꿈치 쪽에 있다. 극문과 마찬가지로 자신의 엄지손가락 끝으로 지압한다.

모두 자율신경의 난조가 원인. 이럴 때는 마음을 평안히 하고 지압하면 효과가 있다.

• 숨가쁨 치료법 •

팔의 급소 찾는법

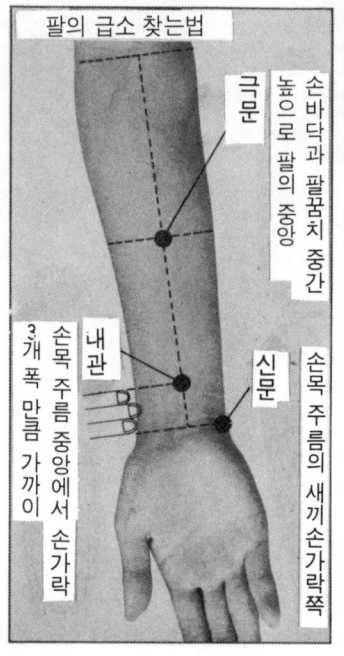

- 극문: 손바닥과 팔꿈치 중간 높이로 팔의 중앙
- 내관: 손목 주름 중앙에서 손가락 3개 폭 마늘 가까이
- 신문: 손목 주름의 새끼손가락쪽

등의 급소 찾는법

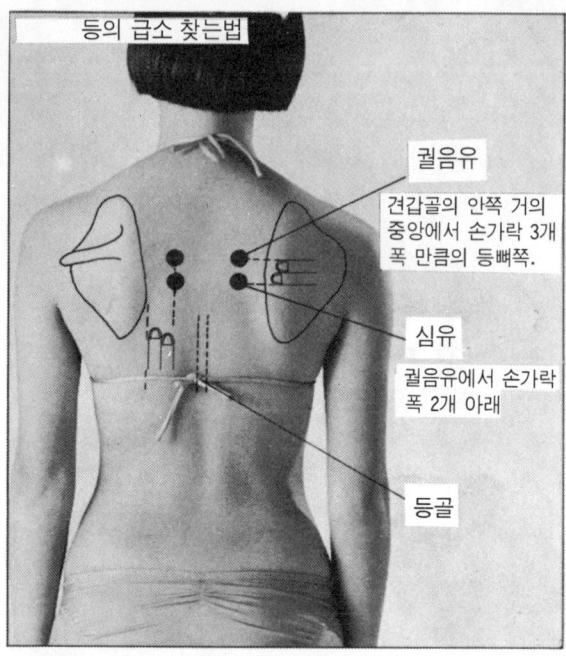

- 궐음유: 견갑골의 안쪽 거의 중앙에서 손가락 3개 폭 만큼의 등뼈쪽.
- 심유: 궐음유에서 손가락 폭 2개 아래
- 등골

극문의 지압

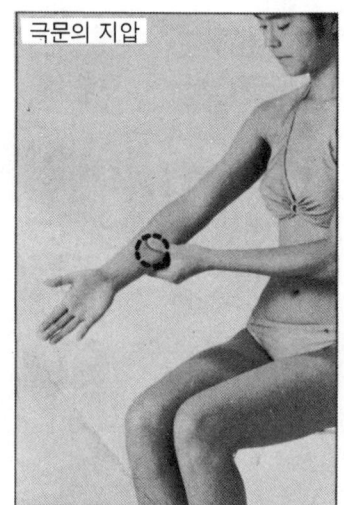

모두 앉아 손바닥으로 지탱하면서 엄지 끝으로 누른다.

심유의 지압

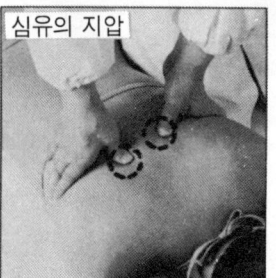

궐음유의 지압

지압 받는 사람은 엎드리고 지압하는 사람은 그 왼쪽에 앉아 엄지 끝에 체중을 실으면서 좌우의 급소를 동시에 누른다.

신문의 지압

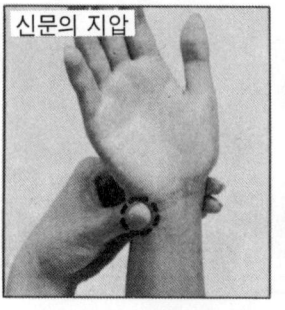

내관의 지압

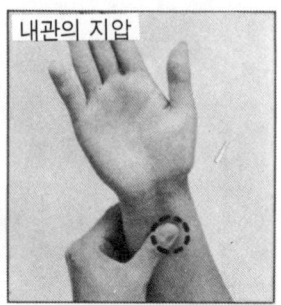

⑧ 걱정되는 증상은 이렇게 없앤다

전신이 순식간에 뜨거워지며 땀이 흐른다

얼굴이 달아 오른다기 보다도 전신이 순식간에 뜨거워지는 상태는 많은 땀을 동반하기도 한다. 땀이 난 뒤 이번에는 반대로 목이 차가워지는 경우도 있다. 일시적인 현상이지만 하루 동안에 몇 번이나 이런 현상을 일으키는 사람도 있다.

이것도 자율신경 실조증의 하나인데 땀 때문에 양복이 푹 젖기도 하여 하루에 몇 번이나 옷을 갈아 입어야 하는 경우도 있다. 게다가 밖이나 방의 온도와는 관계없이 갑자기 이 증상이 일어나기도 한다. 그 때문에 외출조차 꺼리는 사람도 있다.

가미소요산 등과 같은 한방약이 유효한 경우도 있다. 한방약에 지식이 있는 의사나 약제사와 상담해 보기 바란다.

급소 치료로는 견정, 궐음유, 노궁(勞宮)의 지압에 단중(膻中)의 생강 뜸을 하면 증상이 가벼워진다. 특히 손바닥에 있는 노궁에는 자율신경의 긴장을 완화시키는 작용이 있다고 일컬어져 있으므로 정성스럽게 지압하기 바란다.

지압으로 고치는 방법
① 견정
목 뿌리와 어깨 끝의 중앙에 있다. 다른 사람에게 지압해 받는다.
지압하는 사람은 지압을 받는 사람의 뒤에 서서 엄지 끝으로 좌우의 급소를 동시에 누른다.

② 궐음유

견갑골의 안쪽 거의 중앙에서부터 손가락 2개 폭 등골쪽에 있다. 이 급소도 다른 사람에게 지압해 받는다. 지압을 받는 사람은 엎드리고 지압하는 사람은 그 왼쪽에서 엄지 끝에 체중을 실으면서 좌우의 급소를 동시에 누른다.

③ 노궁

중지와 약지 사이로, 손바닥 거의 중앙에 있다. 이 급소는 자신도 지압할 수 있다. 앉아서 인지에서부터 새끼손가락까지의 손가락으로 손등을 지탱하면서 엄지 끝으로 누른다. 이때 숨을 천천히 내뱉으면서 누르면 한층 효과가 있다.

생강뜸 하는 방법

① 단중

흉골체(胸骨體) 거의 중앙으로, 누르면 압통이 있는 곳이다. 누워서 2mm 두께의 생강을 급소에 얹고 그 위에 쑥을 얹어 불을 붙인 다음, 뜨거워지면 제거한다.

② 냉증을 동반할 때는 발바닥에 있는 용천(발가락을 구부려 생긴 급소)의 급소에 생강뜸을 한다. 발바닥을 밟아달라고 하거나 대나무 밟기 등도 같은 효과를 기대할 수 있다.

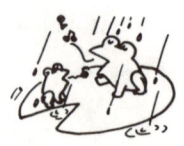

> 손바닥의 거의 중앙에 있는 급소를 엄지 끝으로 천천히 숨을 내뱉으면서 누른다.

• 지압으로 치료하는 방법 •

견정의 지압
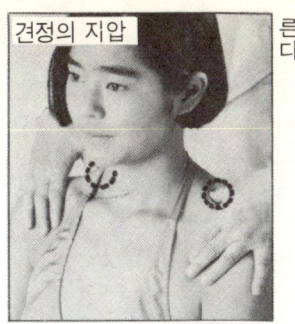

궐음유 지압
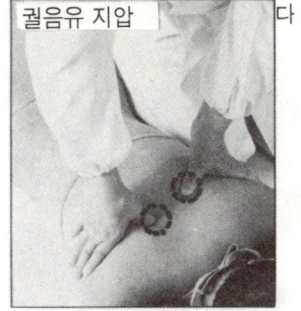

지압하는 사람은 지압받는 사람의 뒤에서서 엄지손가락 끝으로 좌우의 급소를 동시에 누른다

지압을 받는 사람은 엎드리고 지압하는 사람은 왼쪽에 앉아 엄지손가락 끝으로 체중을 실어 좌우의 급소를 동시에 누른다

등의 급소 찾는 법

목 뿌리와 어깨 끝의 정중간

견정

궐음유

견갑골의 안쪽 거의 중앙에서 손가락 2개폭 만큼의 등뼈쪽

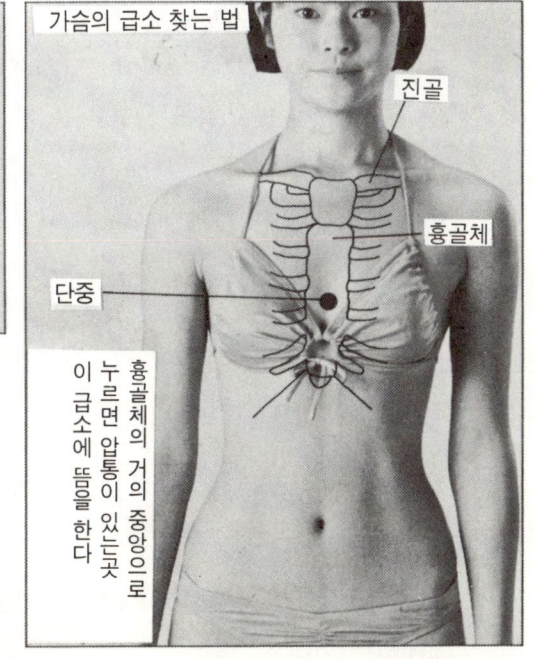

손바닥의 급소 찾는 법
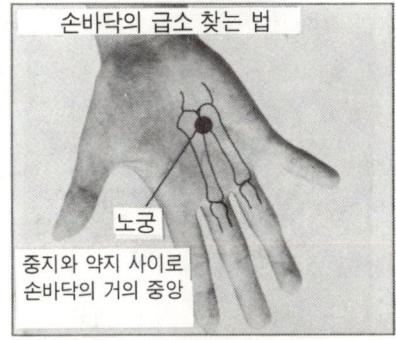

노궁

중지와 약지 사이로 손바닥의 거의 중앙

노궁의 지압
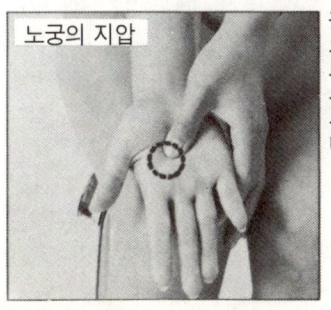

숨을 천천히 내뿜으면서 엄지 끝으로 누른다

가슴의 급소 찾는 법

진골

흉골체

단중

흉골체의 거의 중앙으로 누르면 압통이 있는곳 이 급소에 뜸을 한다

⑨ 걱정되는 증상은 이렇게 없앤다

이명(耳鳴; 귀울림)

　이명(耳鳴)이란 실제로는 소리가 없는데 소리가 들리는 상태로, 갱년기 여성 중에 이런 증상을 호소하는 사람이 적지 않다.
　이명은 가운데 귀나 안쪽 귀의 병 또는 청각신경에 이상이 있기 때문에 일어나는 경우도 있다. 그러나 대부분의 경우는 전문적인 치료가 필요 없는, 걱정할 것 없는 이명이다.
　엘리베이터로 단숨에 몇 십층씩 올라가거나 할 때 귀가 막히는 듯한 느낌이 드는 것은 여러분의 경험으로 잘 알 것이라고 생각한다.
　조용한 방에 들어갈 때 맥박과 같은 리듬이 들리는 것은 혈액이 흐르는 소리인 경우가 많고, 목을 돌릴 때 등에 들리는 소리는 근육이 수축하는 소리인 경우가 많다.
　귀는 인체의 감각 기관 중에서도 가장 민감한 곳으로, 눈으로 잡을 수 있는 것 보다도 훨씬 먼 곳에 있는 정보를 얻을 수 있다. 때문에 본래는 몸 안의 여러 가지 소리를 들을 수가 있지만 주위의 잡음에 방해를 받아 듣지 못하는 것이다. 따라서 잡음이 적은 조용한 방에 들어갈 때 등엔 혈류음이나 근육의 수축음이 들리는 것이다.
　피로하거나 수면 부족, 고민거리 등이 있을 때는 이명이 들리기 쉽고, 신경질적인 사람일수록 그런 경향이 있다고 일컬어지고 있다. 너무 신경쓰지 않도록 하자.
　냉증이나 요통을 동반하는 이명에는 중국의 한방약인 해마보신환(海馬補腎丸)이 유효한 경우도 있다. 귀에 있는 각손(角孫), 예풍(翳風),

손의 소해(少海), 발 뒷꿈치에 있는 태계(太谿)의 지압도 이명에 유효하다. 원인이 되는 병이 아니라는 것을 알았으면 한방약이나 급소 요법을 시험해 보기 바란다.

이명을 치료하는 지압 방법

① 각손(角孫)

귀의 바로 윗부분에 있다. 인지 끝으로 좌우의 급소를 동시에 누른다.

② 예풍(翳風)

귓볼과 그 뒤의 유상돌기 라는 튀어나와 있는 뼈 사이로, 누르면 귀 안에 통증이 울리는 곳이다. 각손과 마찬가지로 인지 끝으로 누른다.

③ 소해(少海)

팔꿈치를 구부렸을 때 안쪽에 생기는 주름(횡문; 橫紋)의 새끼손가락 끝쪽의 오목한 곳에 있고 누르면 통증이 느껴진다. 4개의 손가락으로 팔꿈치를 지탱하면서 엄지 끝으로 눌러준다.

④ 태계(太谿)

안쪽 복사뼈 뒤와 아킬레스건 사이에 있고 손가락을 대면 맥이 닿는 곳이다. 무릎을 세우고 앉아 엄지 끝으로 누른다.

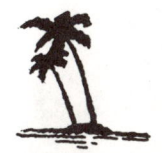

신경질적인 사람일수록 이명을 일으키기 쉽다. 지압이나 한방약을 시험해보고 너무 신경쓰지 않도록 한다.

• 이명 치료법 •

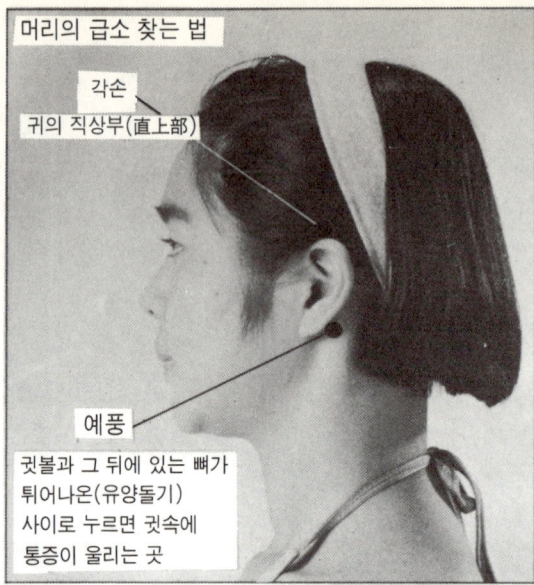

머리의 급소 찾는 법

각손 — 귀의 직상부(直上部)

예풍 — 귓볼과 그 뒤에 있는 뼈가 튀어나온(유양돌기) 사이로 누르면 귓속에 통증이 울리는 곳

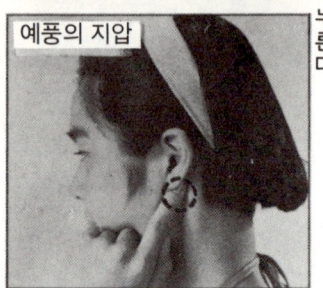

각손의 지압

예풍의 지압

이들 급소를 인지의 끝으로 누른다.

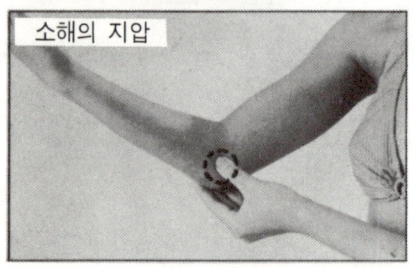

소해의 지압

엄지 손가락을 제외한 4개의 손가락으로 팔을 지탱하고 엄지로 누른다

팔의 급소 찾는 법
팔꿈치를 구부릴 때 생기는 오목한 곳으로 누르면 아픈 곳

소해

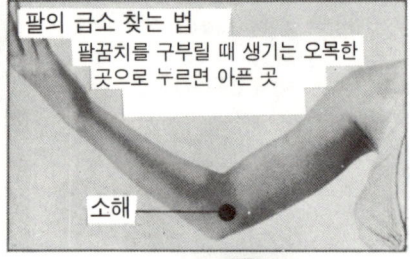

발의 급소 찾는 법
태계 — 안쪽 복사뼈 뒤와 아킬레스건 사이

아킬레스건

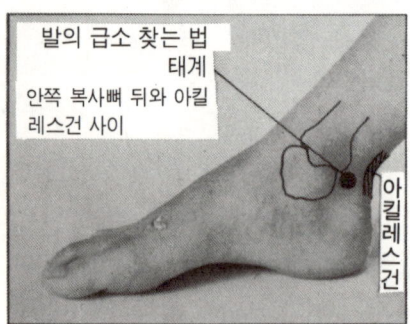

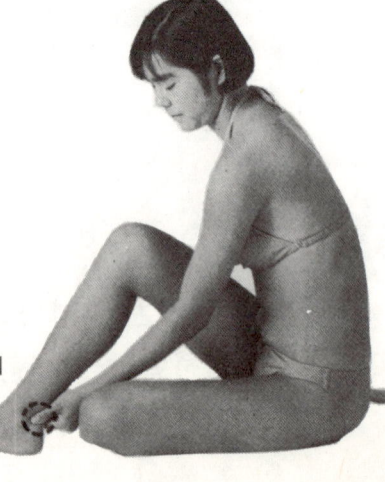

태계의 지압
무릎을 세우고 앉아 엄지 끝으로 누른다.

⑩ 걱정되는 증상은 이렇게 없앤다

충분히 잘 수가 없다

잘 수 없다는 고민에는 잠자리가 뒤숭숭한 것, 깊이 잠들지 못하는 것, 잠을 잤다는 것을 실감하지 못하는 것 등이 있다.

병이 원인이 되어 잠을 자지 못하는 경우는 별도로 하고 불면의 성가스러움은 그런 쪽으로 생각을 고정시켜 버리는 것이다. 실제로 잠을 자지 못한다고 호소하고 있는 사람 중에도 충분히 자고 있는 사람이 있는 것이다.

고민이 있는 경우는 우선 그 고민을 해결하고 불면 때문에 불쾌감이 느껴지면 내과에서 진단을 받는 것도 한 가지 방법이다.

숙면하기 위해서는 목욕을 하고 나서 한시간 뒤쯤 급소를 지압하고 곧 잠자리에 드는 것이 제일이다. 만일 발이 차서 잠을 충분히 잘 수 없으면 발을 따뜻히 하도록 하자.

반대로 발이 뜨거워 자지 못할 경우도 있는데, 이럴때 발을 차게하면 오히려 잠을 잘 수 없게 된다. 39도 정도로 따뜻히 해야 한다.

불면을 고치는 지압법

① 완골(完骨)

귀 뒤에 있는 뼈가 튀어나온(유양돌기)것의 뒤에서 아래의 오목한 부분에 있다. 앉아서 엄지손가락 끝으로 좌우의 급소를 동시에 누른다.

② 풍지(風池)

완골에서 손가락 1개 폭 뒤의 오목한 곳에 있다. 엄지손가락 끝으로 누른다.

③ 견정(肩井)

목 뿌리와 어깨 끝의 정중간에 있다. 이 급소는 다른 사람에게 지압 받는다. 지압하는 사람은 지압을 받는 사람의 뒤에 서서 엄지 끝으로 좌우의 급소를 동시에 누른다.

④ 간유(肝兪)

견갑골의 하단에서부터 손가락 3개 폭 아래 높이로 등골에서부터 손가락 2개 폭 만큼의 바깥쪽에 있다. 이 급소는 엎드려 다른 사람에게 지압 받는다. 지압을 하는 사람은 지압을 받는 사람의 왼쪽에 앉아 엄지 손가락 끝에 체중을 실으면서 좌우의 급소를 동시에 누른다.

불면에 효과가 있는 족욕(足浴) 방법

① 따뜻하게 할 곳은 무릎과 발목 중간에서부터 발 끝까지이다.

② 양동이에 42~43도의 더운물을 넣고 발을 5분 동안 담근다. 추울 때는 물이 곧 식으므로 물을 갈아 따뜻하게 한다.

③ 따뜻하게 했으면 물을 닦고 크림이나 오일을 바른 다음, 발을 곧 이불 속으로 넣는다.

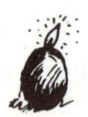

발이 찰 때는 족욕(足浴)을. 열이 오를 때는 미지근한 물에 담그면 곧 잘 수 있다.

• 불면을 치료하는 방법 •

풍지의 지압
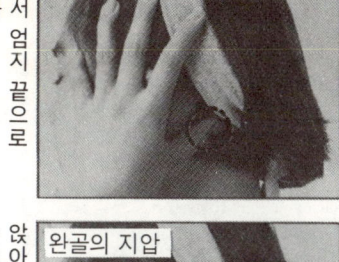
앉아서 엄지 끝으로 누른다

완골의 지압
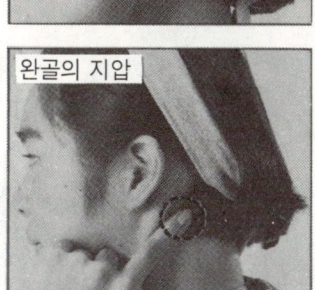
앉아서 인지 끝으로 누른다

머리 급소 찾는 법
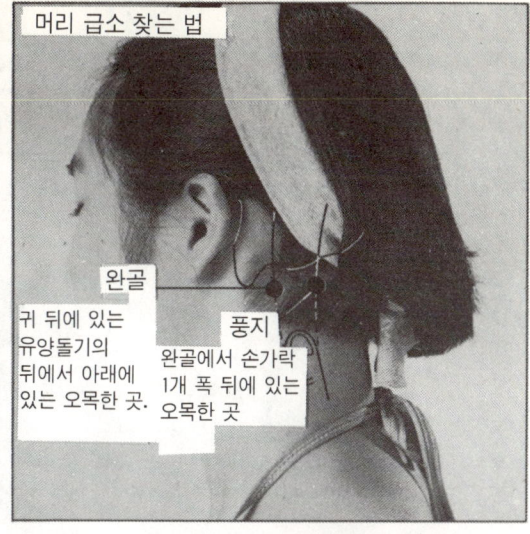

완골: 귀 뒤에 있는 유양돌기의 뒤에서 아래에 있는 오목한 곳.

풍지: 완골에서 손가락 1개 폭 뒤에 있는 오목한 곳

간유의 지압
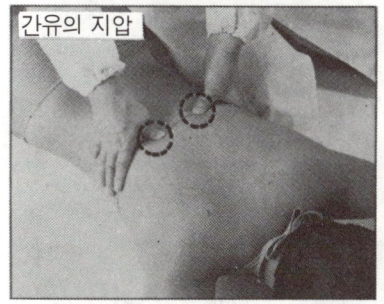
지압받는 사람은 엎드리고 지압하는 사람은 그 사람의 왼쪽에 앉아 엄지 끝에 체중을 실으면서 좌우의 급소를 동시에 누른다.

어깨와 등의 급소 찾는 방법
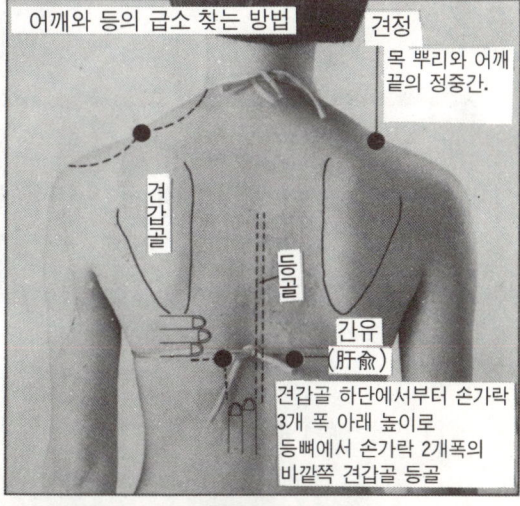

견정: 목 뿌리와 어깨 끝의 정중간.

견갑골

등뼈골

간유(肝兪): 견갑골 하단에서부터 손가락 3개 폭 아래 높이로 등뼈에서 손가락 2개폭의 바깥쪽 견갑골 등골

족욕할 부위
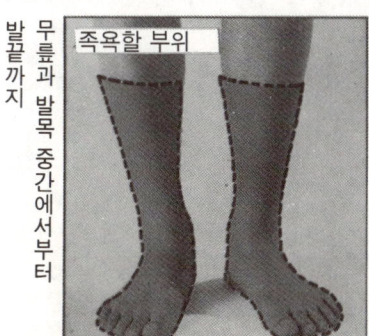
무릎과 발목 중간에서부터 발끝까지

견정의 지압
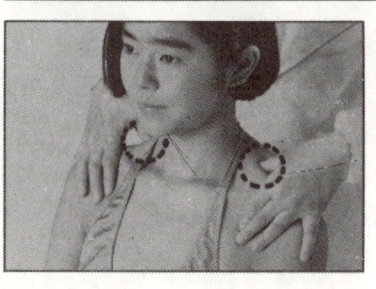
지압하는 사람은 지압받는 사람의 뒤에 서서 엄지의 끝으로 좌우의 급소를 동시에 누른다

⑪ 걱정되는 증상은 이렇게 없앤다

식욕이 없다, 위가 체한 듯 거북하다

위장의 작용도 자율신경에 의해 조절되고 있기 때문에 자율신경 상태가 흐트러지면 식욕 부진, 위가 거북한 상태, 설사, 변비 등을 일으키는 사람이 있다.

등뼈의 양쪽에는 급소가 여러개 나란히 있는데, 그들 중에서 격유(膈兪), 간유(肝兪), 비유(脾兪)의 급소는 옛날부터 위의 기능을 높이는 효과가 있는 것으로 알려져 왔다. 식욕 부진이나 위가 거북한 증상엔 이 급소를 지압한다.

배에 있는 중완, 발의 삼리(三里)도 자주 이용되는 급소이다. 위(胃) 주위를 마사지하는 것도 좋을 것이다.

또 배꼽의 염뜸도 위(胃)의 기능을 높이고 식욕증진에 유효하여 옛날부터 널리 행해져 왔다.

이들 자극 요법을 행하면 위액(胃液)의 분비가 왕성해지고 소화 활동이 촉진된다.

식욕부진, 위가 거북한 증상을 고치는 지압 방법

① 격유(膈兪)

견갑골의 하단 높이로, 등뼈에서 손가락 2개 폭 만큼 바깥쪽에 있다. 엎드려 다른 사람에게 지압받는다.

지압을 하는 사람은 지압받는 사람의 왼쪽에 앉아 엄지손가락 끝에 체중을 실으면서 좌우의 급소를 동시에 누른다.

② 간유(肝兪)

격유에서 손가락 3개 폭 만큼의 아래에 있다. 격유와 마찬가지로 엎드려 다른 사람에게 지압받는다.

③ 비유(脾兪)

간유에서 손가락 3개 폭 만큼 아래에 있다. 격유와 마찬가지로 엎드려 다른 사람에게 지압 받는다.

마사지 방법

① 늑골 아래를 따라 급소에서 늑골 하단까지 八자로 마사지한다.

② 인지에서부터 약지까지 3개의 손가락을 사용하여 급소에서부터 아래를 향해 10회 정도 어루만진다.

생강뜸 하는 방법

① 중완

급소와 배꼽의 정중간에 있다. 2mm 정도 두께의 생강을 급소 위에 얹어 쑥을 놓고 불을 붙인 다음 뜨거워지면 제거한다.

② 발의 삼리

발 바깥쪽으로, 무릎의 슬개골에서부터 손가락 4개 폭 만큼 아래에 있다. 중완과 마찬가지로 생강뜸을 한다.

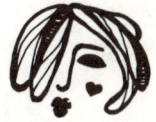

배꼽 염뜸하는 방법

① 화지를 5~6cm 크기로 잘라 배꼽 위에 얹고 식염을 얹어 평평하게 한다.

② 생강뜸에 사용하는 것과 같은 크기와 모양의 쑥(바닥면이 엄지손가락 마디 크기 정도되는 피라밋 모양)을 식염 위에 얹고 불을 붙인다.

③ 뜨거워지면 쑥만 제거한다. 식염과 화지는 그대로 몇 회 사용한다.

④ 배꼽 주위가 따뜻해질 때까지 뜸을 하는데, 보통 2~3회 반복하면 따뜻해져 간다.

등골의 양쪽에 나란히 있는 급소는 위의 기능을 높이는 특효혈. 생강뜸이나 염뜸도 좋다.

• 식욕 부진, 위 증상 치료법 •

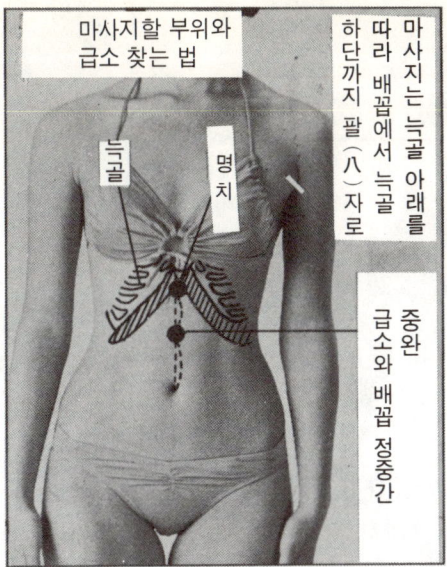

마사지할 부위와 급소 찾는 법

늑골

명치

중완
급소와 배꼽 정중간

마사지는 늑골 아래를 따라 배꼽에서 늑골 하단까지 팔(八)자로

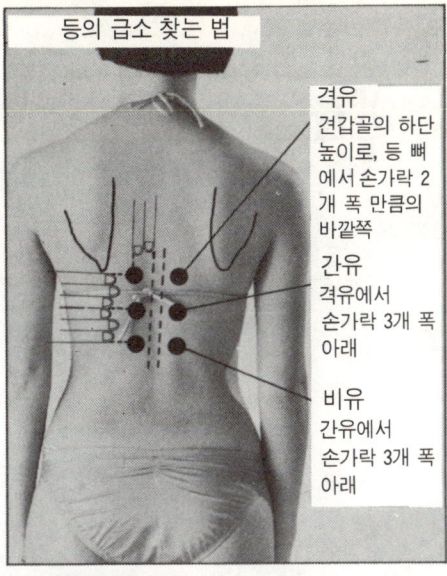

등의 급소 찾는 법

격유
견갑골의 하단 높이로, 등 뼈에서 손가락 2개 폭 만큼의 바깥쪽

간유
격유에서 손가락 3개 폭 아래

비유
간유에서 손가락 3개 폭 아래

모두 지압 받는 사람은 엎드리고 지압하는 사람은 그 왼쪽에 앉아 엄지 끝에 체중을 실으면서 좌우의 급소를 동시에 누른다.

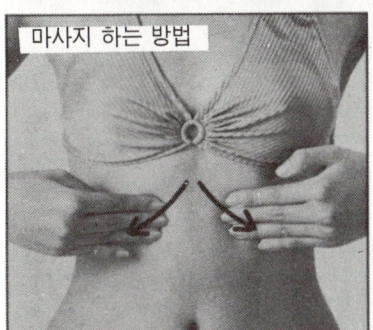

마사지 하는 방법

인지에서 약지까지를 사용하여 급소에서 아래를 향해 비빈다.

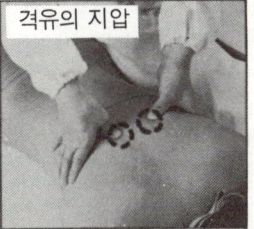

격유의 지압

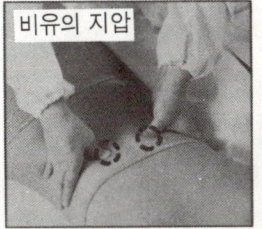

비유의 지압

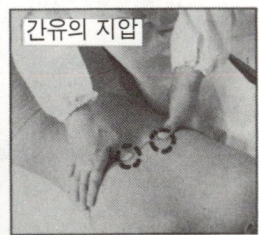

간유의 지압

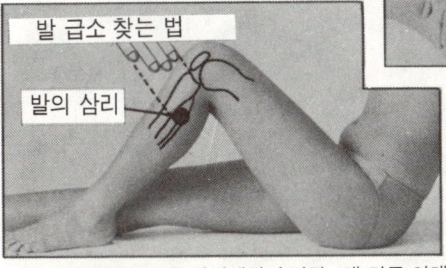

발 급소 찾는 법

발의 삼리

발의 바깥쪽으로 무릎 접시에서 손가락 4개 만큼 아래.

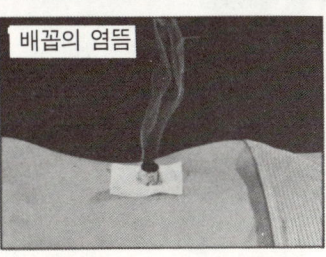

배꼽의 염뜸

누워 화지를 배꼽 위에 얹고 식염을 배꼽 크기의 쑥을 얹은 후 손가락 마디 크기의 쑥을 얹어 불을 붙인다

⑫ 걱정되는 증상은 이렇게 없앤다

전신이 피로하다, 나른하다

전신의 피로는 마사지와 급소 지압을 병행하여 치료한다.

전신 피로를 푸는 마사지법

① 마사지할 부위는 목에서부터 어깨 끝까지, 등골 양쪽의 '목뿌리에서부터 엉덩이까지, 그리고 발 뒷쪽의 뿌리에서부터 발목까지이다. 마사지하는 사람은 마사지를 받는 사람의 왼쪽에 앉는다.

② 엄지손가락의 배쪽으로 위에서부터 아래로 나선을 그리면서 천천히 눌러 비빈다. 몸의 오른쪽은 오른손 엄지손가락으로 시계 바늘 방향으로, 왼쪽은 왼손의 엄지손가락으로 시계 바늘 반대 방향으로 전진시킨다. 좌우 한쪽씩 실시한다.

발바닥의 자극 방법

① 용천

발가락을 구부릴 때 생기는 발바닥의 오목한 곳에 있다. 무릎을 구부리고 앉아 엄지손가락 끝으로 강하게 누른다.

② 지압 대신 발바닥을 나무 망치로 가볍게 두드려도 좋을 것이다.

배의 지압 방법

① 구미(鳩尾)

배의 중앙선상으로, 흉골체(胸骨體) 아래에 있는 급소이다. 누워서 다른 사람에게 엄지손가락 끝으로 다소 약하게 지압 받는다. 지압을 하는 사람은 지압을 받는 사람의 왼쪽에 앉아 손가락 끝에 체중을 실으면서 누른다.

② 중완(中脘)

구미 급소와 배꼽 중간에 있다. 누워서 다른 사람에게 엄지손가락 끝으로 눌러 지압 받는다. 지압을 하는 사람은 지압 받는 사람의 왼쪽에서 손가락 끝에 체중을 실으면서 누른다.

③ 기해(氣海)

배꼽에서부터 손가락 2개 폭 만큼 아래에 있다. 다른 사람에게 지압 받는다.

④ 관원(關元)

배꼽에서 손가락 4개 폭 만큼 아래에 있다. 역시 다른 사람에게 지압 받는다.

배꼽 주위의 마사지 방법

① 마사지하는 곳은 배꼽에서 손가락 2개 폭 정도의 바깥쪽이다.

② 누워서 인지에서부터 새끼손가락까지 4개의 손가락으로 시계 바늘과 같은 방향으로 20회 정도 가볍게 비빈다.

안쪽 넓적다리의 마사지 방법

① 마사지할 곳은 무릎 머리에서 넓적다리 뿌리까지의 안쪽이다. 누워서 다른 사람에게 지압 받는다.

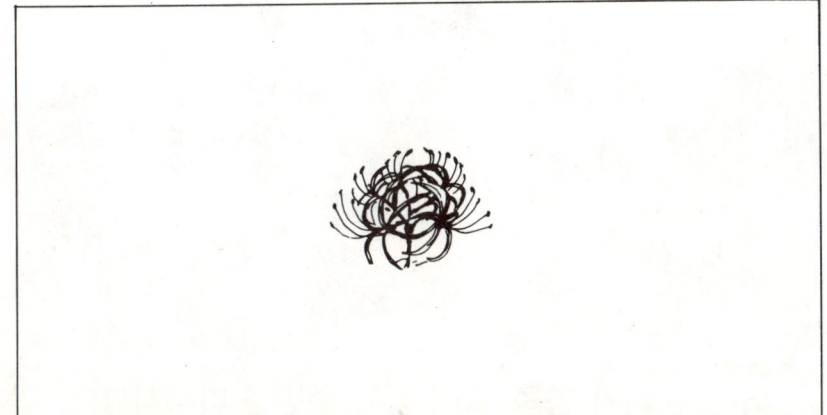

② 마사지하는 사람은 마사지를 받는 사람의 다리 사이에 앉아 손을 넓적다리에 직각으로 대고 눌러 비빈다. 반대쪽 안쪽 넓적다리도 마찬가지로 마사지한다.

발의 지압 방법
① 혈해(血海)

슬개골(무릎)의 상각(上角)에서부터 손가락 3개 폭 만큼 아래에 있다. 엄지손가락 끝으로 누른다.

② 발등 쪽에서 엄지의 뼈 사이를 뼈뿌리에서부터 발가락이 갈라진 곳까지 인지 끝으로 약 1㎝ 정도 간격으로 눌러간다.

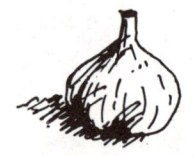

어깨, 등뼈의 양쪽, 발의 뒷쪽 주변을 마사지한다.

• 전신 피로 치료법 ① •

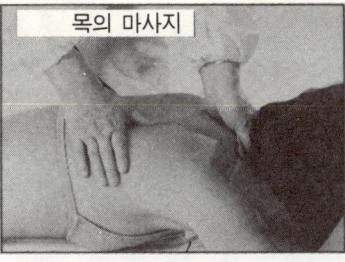
목의 마사지

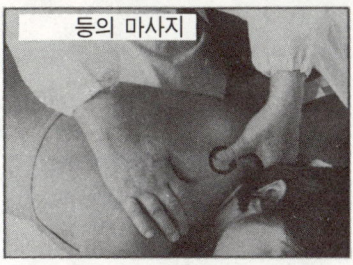
등의 마사지

발의 마사지

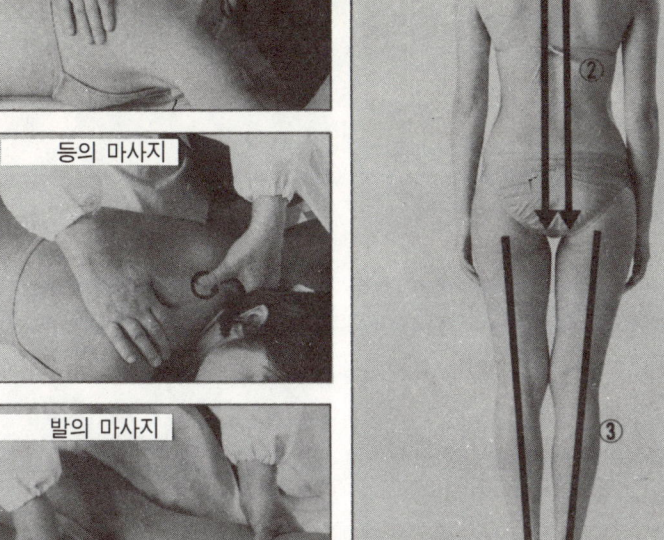

마사지할 부위

① 목에서부터 어깨까지
② 등뼈 양쪽을 목뿌리에서부터 엉덩이까지
③ 발뒷쪽을 발뿌리에서부터 발목까지

마사지하는 사람은 마사지 받는 사람의 왼쪽에 앉아 엄지의 배로 나선을 그리면서 눌러 주무른다 목의 오른쪽은 오른손가락으로 시계 바늘 방향으로 왼쪽은 왼손의 엄지로 시계 바늘과 반대 방향으로 나선을 그린다.

나무 망치로 두드린다.
발을 뻗고 앉아 용천을 중심으로 따뜻해질 때까지 발바닥을 나무 망치로 두드린다.

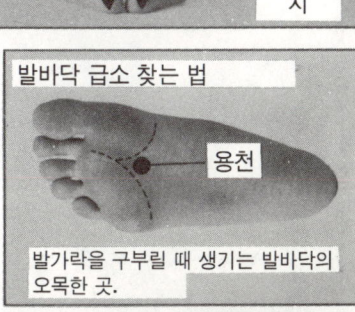
발바닥 급소 찾는 법
용천
발가락을 구부릴 때 생기는 발바닥의 오목한 곳.

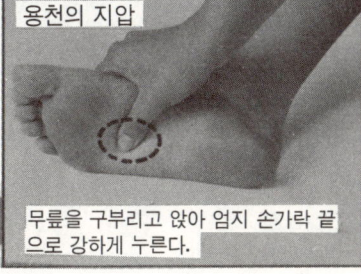
용천의 지압
무릎을 구부리고 앉아 엄지 손가락 끝으로 강하게 누른다.

• 전신 피로 치료법 ② •

구미의 지압
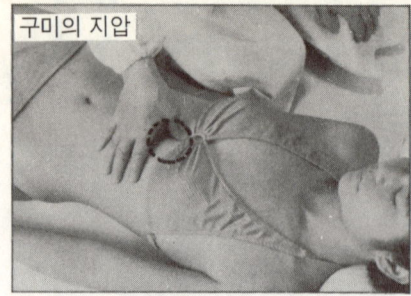

중완의 지압
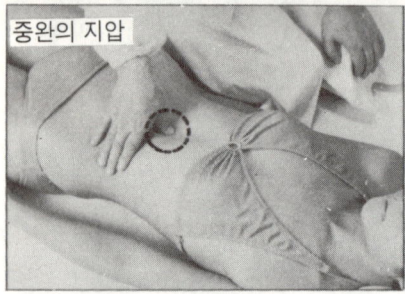

기해의 지압
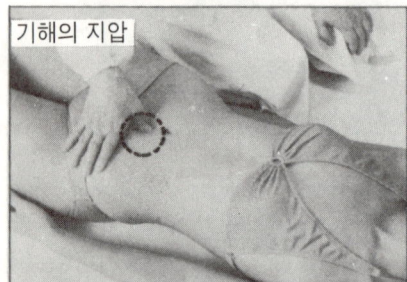

관원의 지압
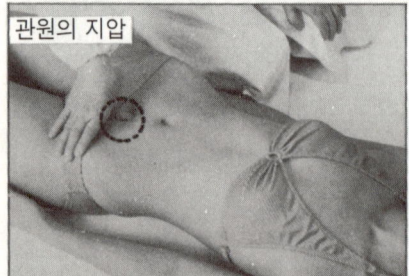

모두 지압 받는 사람은 눕고 지압하는 사람은 그 왼쪽에 앉아 엄지 끝에 체중을 실어 누른다. 구미는 다소 약하게 누를 것.

복부 급소 찾는 법
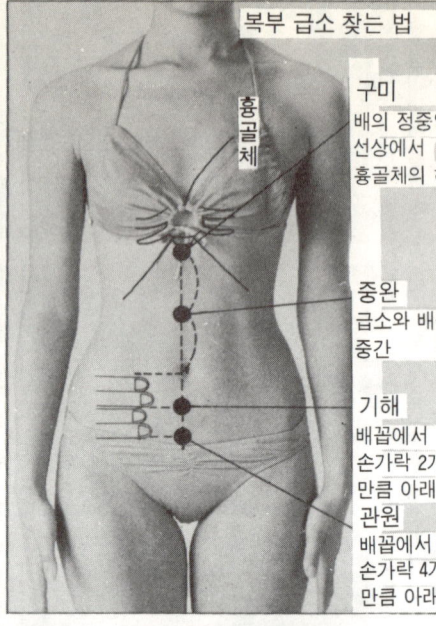

흉골체

구미
배의 정중앙 선상에서 흉골체의 하선.

중완
급소와 배꼽 중간

기해
배꼽에서 손가락 2개 폭 만큼 아래

관원
배꼽에서 손가락 4개 폭 만큼 아래

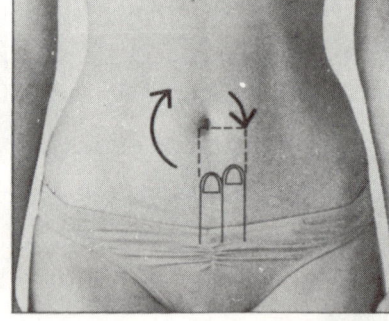

마사지하는 부위 배꼽에서 손가락 2개 폭 바깥쪽 부위를 시계 바늘 방향으로

마사지하는 방법
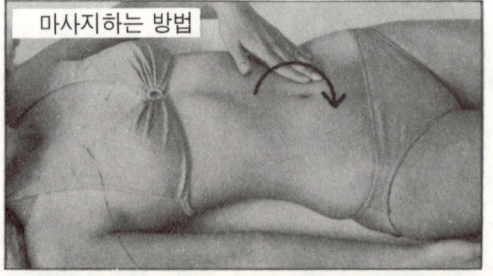

누워서 인지에서 약지까지의 4개 손가락으로 가볍게

• 전신 피로 치료법 ③ •

안쪽 넓적다리 마사지

마사지 하는 사람은 마사지 받는 사람의 발 사이에 앉아 무릎 머리부터 넓적다리 뿌리 부분을 넓적다리 안쪽에 수근을 직각으로 대고 눌러 주무른다. 반대쪽 넓적다리도 마찬가지로

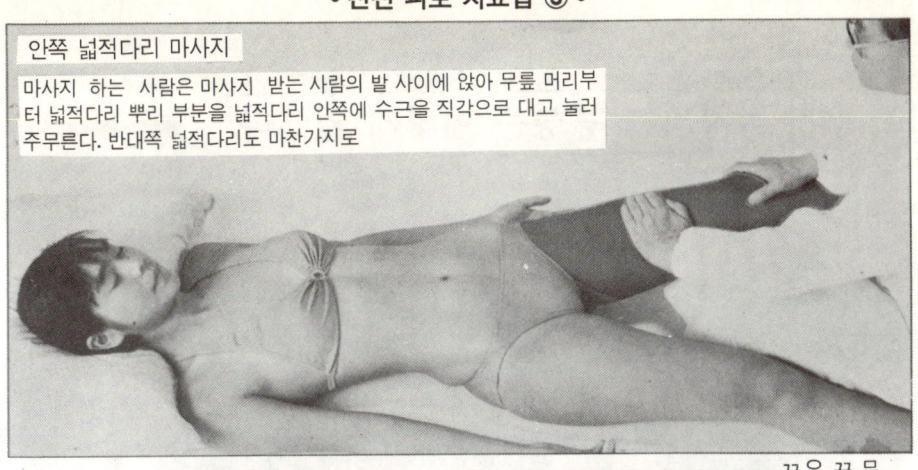

발의 급소 찾는 법

혈해
슬개골 안쪽 상각에서 손가락 3개 폭 만큼의 위.

슬개골

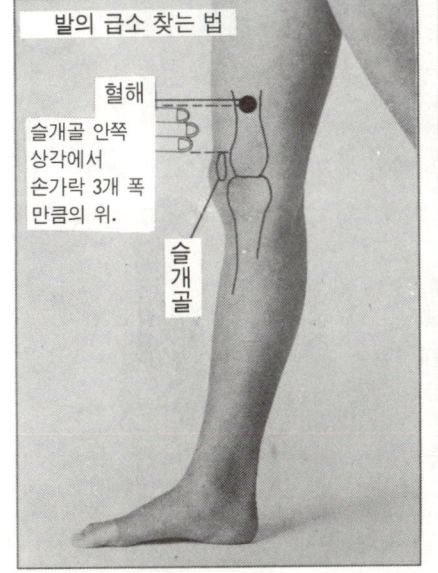

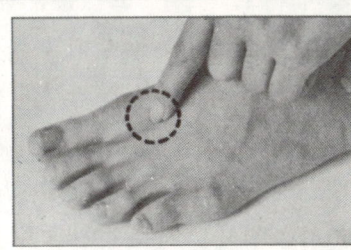

발등의 지압
무릎을 세우고 앉아 인지 끝으로 약 1㎝ 정도 간격 끝으로 위에서부터 발가락 끝을 향해 눌러 간다

지압하는 부위 발등쪽으로 발가락뼈 사이 를 뼈뿌리에서부터 발가락이 갈라진 곳까지

혈해의 지압
무릎을 세우고 앉아 엄지 끝으로 누른다.

⑬ 걱정되는 증상은 이렇게 없앤다

눈이 피로하다

젊을 때는 눈의 흰자가 맑을 뿐 아니라 렌즈 역할을 하고 있는 수정체나 수정체의 두께를 조절하고 있는 모양근(毛樣筋)이라는 근육에 탄력이 좋다. 그러나 이들 조직은 나이와 함께 탄력을 잃고, 특히 40세 전후부터 노화가 눈에 띄게 시작된다. 노안경이 필요해지는 것은 45세 정도부터라고 일컬어진다.

바로 갱년기에 접어들 때부터 눈의 노화가 표면화되는 것이다. 탄력이 적어진 조직은 장시간 사용에 견딜 수 없게 된다. 눈이 쉽게 피로해지는 것도 이 무렵부터이다.

갱년기에 접어들면 한 번은 안과를 찾아 진단을 받고 시력이나 눈병의 유무 등을 조사해 두는 것이 중요한데, 피로한 눈의 응급처치로써 눈 가까이에 있는 급소를 지압하기도 하고 눈을 따뜻하게 하거나 차게 하는 방법도 좋을 것이다. 일반적으로 통증이나 간지러움을 동반하는 눈의 피로는 눈을 차게 하고, 눈이 무거운 증상을 보이는 경우엔 따뜻하게 하는 것이 유효하다.

우리들은 눈이 피로할 때 무의식중에 눈머리를 누른다. 자신도 모르게 손가락 끝으로 누르는 이 장소는 청명(晴明)으로, 피로한 눈에 특효가 있는 급소이다. 이 청명 이외에 역시 눈 가까이에 있는 태양(太陽)과 사백(四白)의 급소도 지압한다. 급소 뿐만이 아니라 인지 끝으로 눈 주위를 눌러 가는 것도 유효하다.

눈의 피로를 없애는 지압 방법
① 태양(太陽)

눈썹과 눈꼬리의 흐름을 따라 연결한 선이 만나는 곳에 있다. 인지 끝으로 좌우의 급소를 동시에 누른다.

② 청명(晴明)

눈머리와 눈 뿌리 사이에 있다. 주로 쓰는 손의 엄지와 인지 끝을 좌우의 급소에 대고 동시에 누른다.

③ 사백(四白)

눈동자의 바로 아래로, 눈썹에서부터 손가락 1개 만큼 내려간 곳에 있다. 인지 끝으로 좌우의 급소를 동시에 누른다.

눈을 따뜻하게 하는 방법
① 따뜻하게 할 장소는 눈 주위이다.

② 타올을 좌우의 눈에 동시에 놓을 수 있도록 크게 접어 증기로 덥힌다.

③ 누워 화상을 입지 않을 정도의 온도로 눈 위에 타올을 얹는다.

④ 타올은 곧 식으므로 3~4장 준비하여 바꿔 가면서 따뜻하게 하면 좋을 것이다.

⑤ 따뜻하게 했으면 마른 타올로 물기를 잘 닦는다.

눈을 차게 하는 방법
① 차게 하는 곳도 따뜻하게 하는 곳과 같은 눈 주위이다.

② 누워서 타올을 차가운 물로 차게 하여 눈 위에 얹는다.

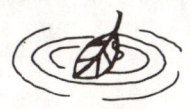

> 눈머리에 있는 급소를 정성스럽게 지압하고 눈 주위를 타올로 따뜻하게 하거나 차게 한다.

• 피로한 눈의 치료법 •

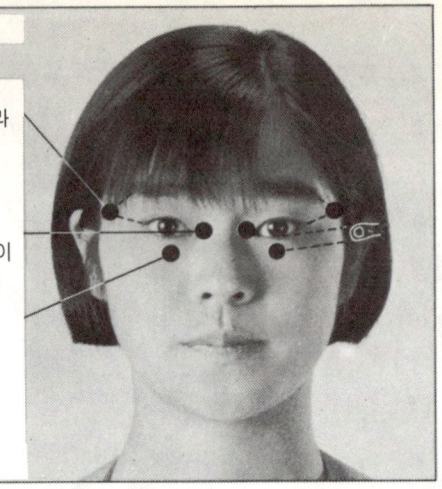

얼굴 급소 찾는 법

태양
눈썹과 눈꼬리 흐름을 따라 이은 선이 만나는 곳

청명
눈머리와 코뿌리 사이

사백
눈동자 맨아래로, 눈꺼풀에서 손가락 1개 폭 내려간 곳

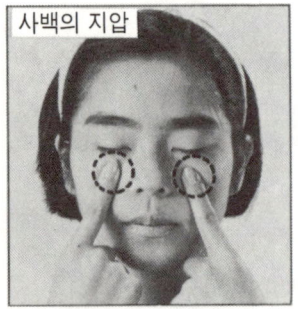

사백의 지압
인지 끝으로 좌우의 급소를 각각 동시에 누른다.

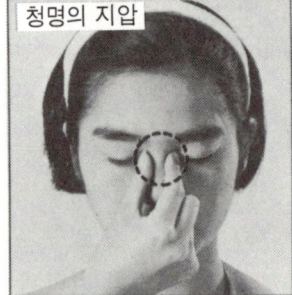

청명의 지압
엄지와 인지 끝을 좌우 급소에 대고 동시에 누른다.

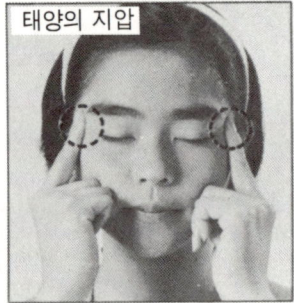

태양의 지압
인지 끝으로 좌우의 급소를 각각 동시에 누른다.

눈을 따뜻하게 하는 법
누운 다음 화상을 입지 않을 정도의 타월을 눈 위에 얹고 따뜻하게 한다.

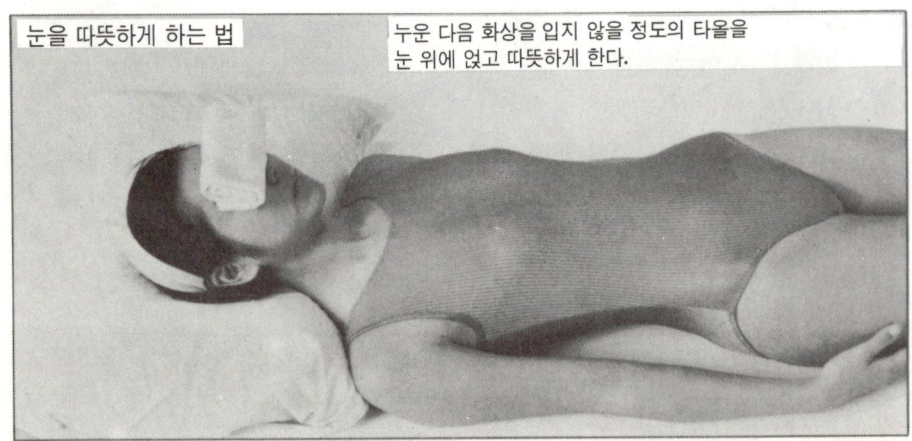

14 걱정되는 증상은 이렇게 없앤다

초조하다

 스트레스가 많은 현대인에게 있어서 다소의 초조함은 어쩔 도리가 없는 것인지도 모른다. 그러나 초조한 기분이 언제까지나 해소되지 않으면 잠을 잘 수 없게 되고, 다른 가족에게 있어서도 바람직하지 못하게 된다.
 갱년기는 여성에게 있어서 노화를 자각하게 하는 인생의 큰 고비와도 같다. 그러므로 외롭다거나 허무한 느낌이 들기도 하고 초조함을 느끼기도 한다.
 게다가 가정에 틀어박혀 있으면 기분 전환을 할 수 없어 초조해지고 남편이 밖에서 즐겁게 보내고 있으면 그것도 역시 초조함을 갖게 하는 계기가 되어 버린다.
 남편이 자신의 일은 전혀 신경써 주지 않는다는 불만이 있다면 자기 혼자서 충실한 생활을 보낼 방법을 찾아본다.
 평균 수면으로 보더라도 여성 쪽이 남성 보다 훨씬 길다. 갱년기는 제2의 인생 출발점이다. 그렇게 생각하고 앞으로의 생활 설계를 세우는 것도 중요한 일일 것이다.
 체조, 스포츠, 요가 등으로 몸을 움직여 보는 것도 좋을지 모른다. 하지만 여러 가지 방법을 강구해 봐도 해소되지 않을 때는 정신과에 상담해 보아도 좋을 것이다.
 급소 치료법으로는 손바닥에 있는 노궁(勞宮)을 정성껏 지압한다. 노궁에는 자율신경을 안정시키는 작용이 있으므로 이 급소를 자극하면 기분이 안정된다.

초조함을 치료하는 지압 방법

① 천주(天柱)

목덜미의 오목한 곳과 같은 높이로, 목뼈(경추) 바깥쪽에 있다. 목의 급소는 자신도 지압할 수 있다. 앉아서 인지 끝으로 누른다.

② 풍지(風池)

귀 뒤에 있는 유양돌기와 천주 중간의 오목한 곳에 있다. 앉아서 자신의 엄지손가락 끝으로 누른다.

③ 견정(肩井)

목의 뿌리와 어깨 끝의 정중간에 있다. 다른 사람에게 지압 받는 편이 기분이 좋고 효과적이다. 지압을 하는 사람은 지압을 받는 사람의 뒤에 서서 엄지 끝으로 좌우의 급소를 동시에 누른다.

④ 곡지(曲池)

팔꿈치를 구부렸을 때 생기는 주름에 있으며, 엄지 쪽 선단에 있다. 자신이 지압할 수 있다. 앉아서 인지에서부터 새끼손가락까지 4개의 손가락으로 팔을 지탱하면서 엄지 끝으로 누른다.

⑤ 노궁(勞宮)

중지와 약지 사이로 손바닥의 거의 중앙에 있다. 앉아서 숨을 천천히 내쉬면서 자신의 엄지손가락 끝으로 누른다.

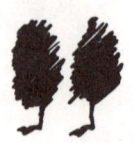

자신만의 시간을 갖고 충실하게 보내도록 노력한다.

• 초조 치료법 •

천주의 지압
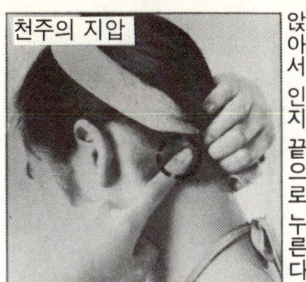
앉아서 인지 끝으로 누른다

풍지의 지압
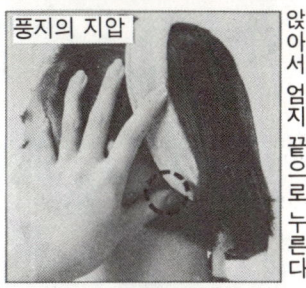
앉아서 엄지 끝으로 누른다

목과 어깨 급소 찾는 법
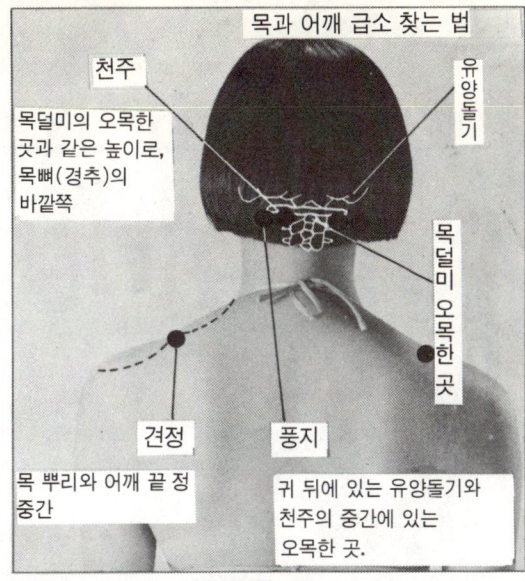

- **천주**: 목덜미의 오목한 곳과 같은 높이로, 목뼈(경추)의 바깥쪽
- **유양돌기**
- **목덜미 오목한 곳**
- **견정**: 목 뿌리와 어깨 끝 정중간
- **풍지**: 귀 뒤에 있는 유양돌기와 천주의 중간에 있는 오목한 곳.

견정의 지압
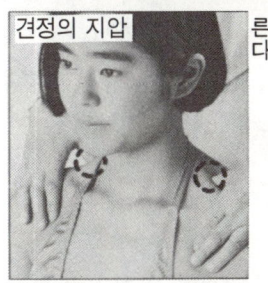
지압하는 사람은 지압받는 사람의 뒤에 서서 엄지손가락의 끝으로 좌우의 급소를 동시에 누른다

팔의 급소 찾는 법
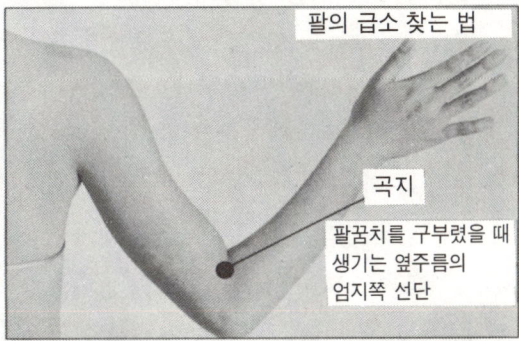
- **곡지**: 팔꿈치를 구부렸을 때 생기는 옆주름의 엄지쪽 선단

노궁의 지압
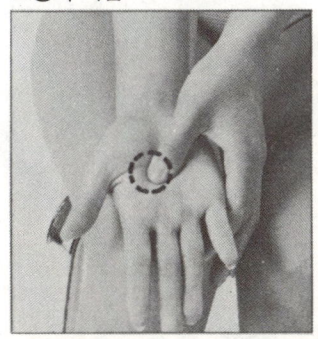
숨을 천천히 내뱉으면서 엄지 끝으로 누른다.

손바닥 급소 찾는 법
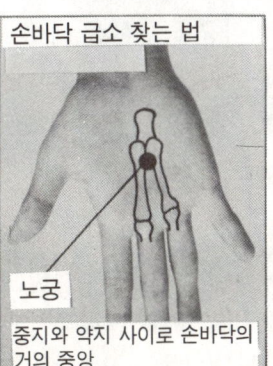
- **노궁**: 중지와 약지 사이로 손바닥의 거의 중앙

곡지의 지압
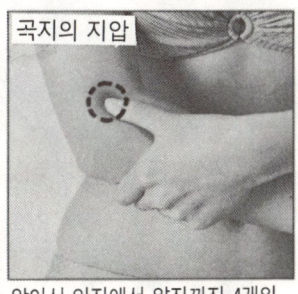
앉아서 인지에서 약지까지 4개의 손가락으로 손을 지탱하면서 인지 끝으로 누른다.

⑮ 걱정되는 증상은 이렇게 없앤다

손발이 저린다

장시간 똑바로 앉아 있은 후에 발이 저려 움직이지 못하게 되는 경우가 있다. 저림은 감각이 마비된 증상이라고 생각하면 좋을 것이다. 똑바로 앉아 있은 직후에 볼 수 있는 저림이 손발에 수시로 일어나서는 일상생활을 할 수 없지만, 갱년기에는 손발에 가벼운 저림이 일어나는 경우가 종종 있는 것이다.

그렇다고는 해도 당뇨병, 고혈압, 동맥경화 등 여러 가지 병 때문에 저림이 일어나는 경우도 있으므로 가벼운 것을 제외하고는 반드시 내과 의사의 진단을 받도록 한다. 가벼운 저림이라면 자극요법으로 치료할 수 있다.

손발의 저림은 냉증이나 통증을 동반하는 경우가 많은데, 모두 손발의 혈액순환이 매우 나쁘고 근육이 수축된 상태이다. 이 때는 우선 혈액순환을 촉진할 필요가 있다. 우리는 손발이 저릴 때 본능적으로 저린 장소를 문지르는데, 이것도 무의식중에 혈행을 촉진시키고 있는 동작이다. 이 동작을 치료에 응용한다. 그리고 손발에 생강뜸을 하여 혈액을 촉진시켜 주도록 한다.

손발의 저림을 치료하는 마사지 방법

① 팔에서 마사지하는 곳은 팔꿈치 위에서부터 손 끝까지이다. 앉아서 손바닥으로 팔을 감싸듯이 하여 가볍게 비빈다.

② 발에서 마사지하는 곳은 무릎 머리에서부터 발 끝까지이다. 무릎을 세우고 앉아 손바닥 전체로 가볍게 비빈다.

③ 손끝, 발끝은 가장 저리기 쉬운 곳이므로 손과 발을 함께 10~20분 동안 특히 정성껏 비빈다.

생강뜸하는 방법

① 천종(天宗)

견갑골의 거의 중앙에 있다. 엎드려서 다른 사람에게 생강뜸을 해받는다. 2mm 두께의 생강을 뜸으로 얹고 거기에 쑥을 얹어 불을 붙인 다음 뜨거워지면 쑥을 제거한다.

② 은문(殷門)

넓적다리의 뒷쪽 중앙에 있다. 천종과 마찬가지로 다른 사람에게 생강뜸을 해받는다.

③ 용천(湧泉)

발가락을 구부렸을 때 생기는 발가락의 오목한 곳에 있다. 마찬가지로 다른 사람에게 해받는다.

④ 곡지(曲池)

팔꿈치를 구부렸을 때 생기는 주름의 엄지손가락 끝에 있다. 이 급소는 자신이 생강뜸을 할 수가 있다.

⑤ 합곡(合谷)

엄지손가락과 인지의 뿌리 사이에 있다. 이 급소도 자신이 생강뜸을 할 수 있다.

⑥ 발의 삼리

무릎에서부터 손가락 4개 폭 정도 아래로 경골의 바깥쪽에 있다.

특히 저리기 쉬운 손끝, 발끝을 중심으로 손과 발을 마사지하고 그 뒤 생강뜸을 한다.

• 손발 저림 치료법 •

몸 뒷쪽의 급소 찾는 법

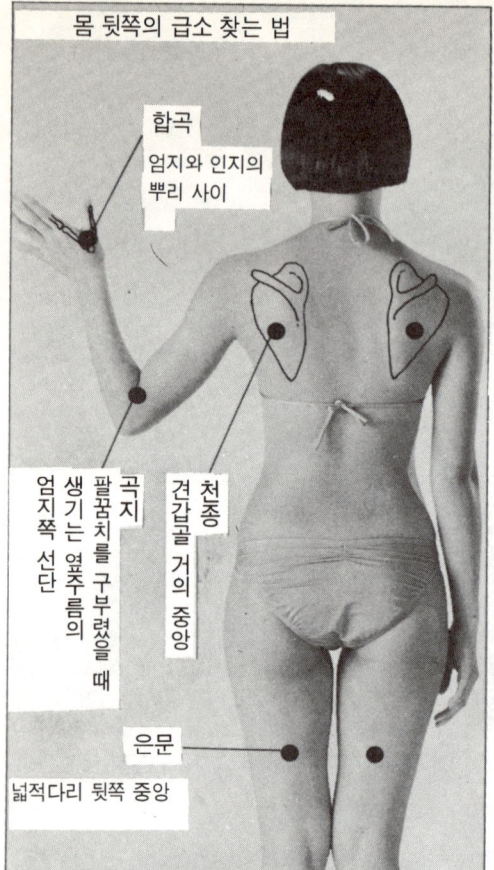

- **합곡**: 엄지와 인지의 뿌리 사이
- **곡지**: 팔꿈치를 구부렸을 때 생기는 옆주름의 엄지쪽 선단
- **천종**: 견갑골 거의 중앙
- **은문**: 넓적다리 뒷쪽 중앙

팔의 마사지

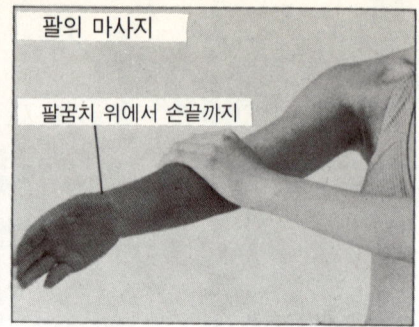

팔꿈치 위에서 손끝까지

의자에 앉아 팔꿈치 위에서 손 끝까지를 손바닥으로 팔을 감싸듯이 하여 가볍게 문지른다. 반대팔도 마찬가지로.

발 마사지

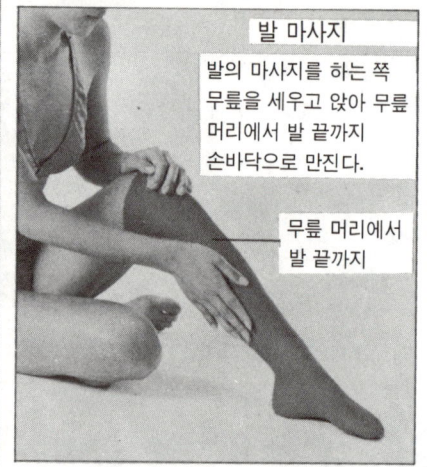

발의 마사지를 하는 쪽 무릎을 세우고 앉아 무릎 머리에서 발 끝까지 손바닥으로 만진다.

무릎 머리에서 발 끝까지

발의 급소 찾는 법

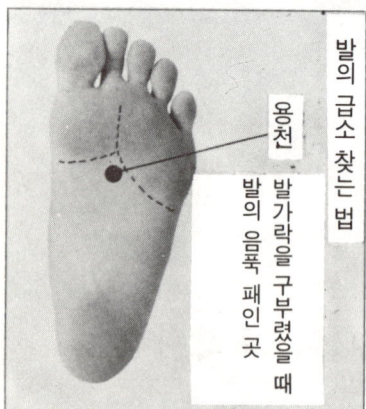

- **용천**: 발가락을 구부렸을 때 발의 음푹 패인 곳

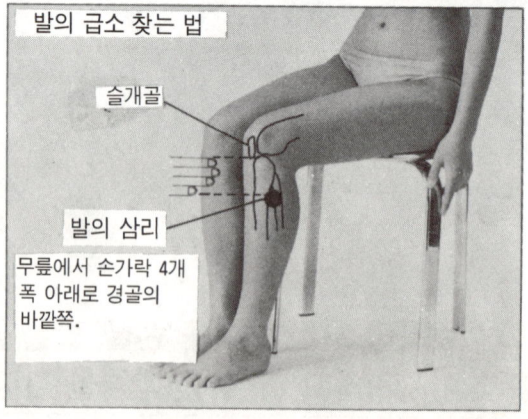

- **슬개골**
- **발의 삼리**: 무릎에서 손가락 4개 폭 아래로 경골의 바깥쪽.

⑯ 걱정되는 증상은 이렇게 없앤다

설사가 계속된다, 변비가 치료되지 않는다

하반신의 냉증이 있으면 위장의 기능이 저하되고 설사나 변비가 생긴다. 열을 동반하는 설사나 수양성(水樣性) 설사는 의사의 진찰이 필요하다. 그러나 그 밖의 설사와 변비는 하반신의 혈액순환을 촉진하는 것으로써 치료할 수 있다. 식단이 원인인 설사는 이내정(裏內庭), 허약체질로 인한 설사는 공손(公孫)이 특효가 있는 급소이다.

설사를 치료하는 생강뜸하는 방법

① 이내정(裏內庭)

발바닥의 둘째발가락의 뿌리 바로 아래(뒷꿈치 쪽)에 있다. 둘째발가락의 발가락 끝 볼록한 곳에 검은 점을 찍고 발가락을 접을 때 검은 점이 묻어나는 곳이 이 급소의 위치이다. 2mm 두께의 생강을 뜸 위에 얹은 다음, 쑥을 얹어 불을 붙이고 뜨거워지면 제거한다. 따뜻해질 때까지 반복한다.

② 공손(公孫)

발의 엄지발가락 뿌리의 관절 뒤에서부터 안쪽 복사뼈를 향해 쓸어올렸을 때 발가락이 멈추는 오목한 곳에 있다. 마찬가지로 생강뜸을 한다.

설사를 치료하는 하반신을 따뜻하게 하는 방법

① 배에서 따뜻하게 할 장소는 배꼽 주변과 그 바로 아래이다. 사용하다 버린 카이로를 카이로용 밴드에 넣어 속옷 위에 대고 따뜻해지면

아래로 내린다.

② 등에서는 허리선을 상단으로 하여 엉덩이까지 따뜻하게 한다. 배와 마찬가지로 카이로를 사용한다.

③ 배와 등을 동시에 따뜻하게 할 때는 10분 정도, 하나의 카이로로 순서대로 따뜻하게 할 때는 20분 정도 계속한다.

변비를 치료하는 허리의 지압 방법

① 변비점(便秘點)

등골에서부터 손가락 4개 폭 정도의 바깥쪽에서 늑골 하단에서 손가락 2개 폭 아래에 있다. 엎드려 다른 사람에게 지압받는다. 지압하는 사람은 지압을 받는 사람의 왼쪽에 앉아 엄지손가락 끝에 체중을 실으면서 좌우의 급소를 동시에 누른다.

② 대장유(大腸兪)

등골에서 손가락 2개 폭 정도의 바깥쪽으로, 변비점에서 손가락 2개 폭 아래에 있다. 다른 사람에게 지압 받는다.

③ 차료(次髎)

대장유에서 손가락 6개 폭 아래로, 여기에서 다시 손가락 1개 폭 만큼 안으로 들어간 위치에 있다. 다른 사람에게 지압 받는다.

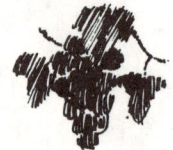

변비를 치료하는 생강뜸하는 방법

① 장문(章門)

배에 있는 것으로 제11 늑골의 뼈 옆에 있다. 누워서 급소에 2mm 두께의 생강을 얹고 쑥을 얹어 불을 붙인 다음, 뜨거워지면 쑥을 제거한다.

② 대맥(帶脈)

배꼽과 거의 같은 높이로, 복부 바로 옆이다. 생강뜸을 한다.

③ 대거(大巨)

배꼽에서 손가락 3개 폭 만큼의 바깥쪽에서 다시 손가락 3개 폭 내린 곳에 있다. 생강뜸을 한다.

④ 신문(神門)

손목의 주름에 있는 것으로, 새끼손가락쪽 끝에 있다. 자신이 쑥뜸을 한다.

음식으로 인한 설사에는 발바닥의 이내정 급소에, 허약체질로 인한 설사에는 등쪽의 급소에 뜸을 한다.

• 설사 치료법 •

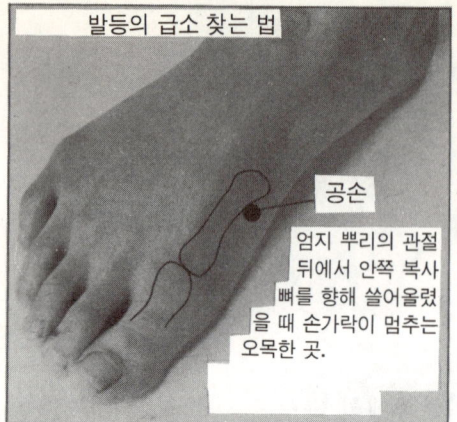

발등의 급소 찾는 법

공손 — 엄지 뿌리의 관절 뒤에서 안쪽 복사뼈를 향해 쓸어올렸을 때 손가락이 멈추는 오목한 곳.

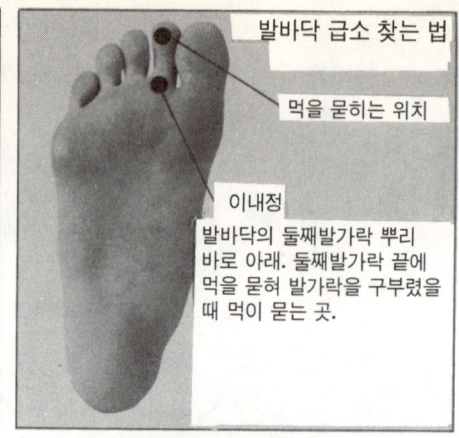

발바닥 급소 찾는 법

먹을 묻히는 위치

이내정 — 발바닥의 둘째발가락 뿌리 바로 아래. 둘째발가락 끝에 먹을 묻혀 발가락을 구부렸을 때 먹이 묻는 곳.

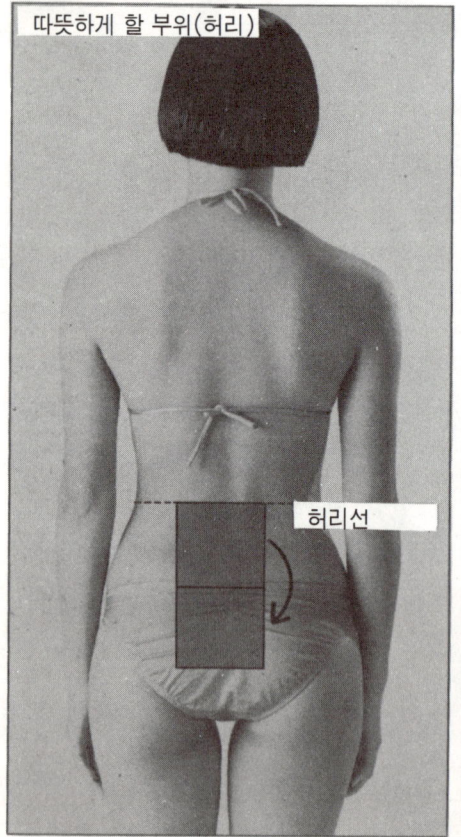

따뜻하게 할 부위(허리)

허리선

허리선을 상단으로 하여 엉덩이까지

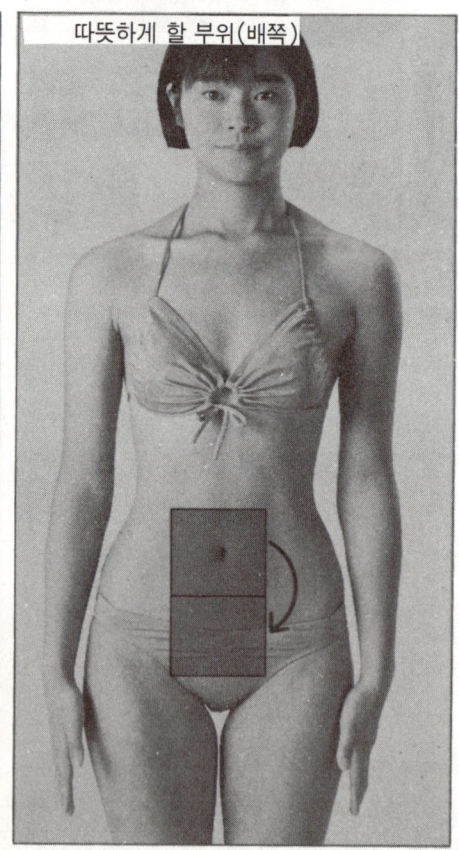

따뜻하게 할 부위(배쪽)

배꼽 주위와 그 아래

• 변비 치료법 •

허리 급소 찾는 법

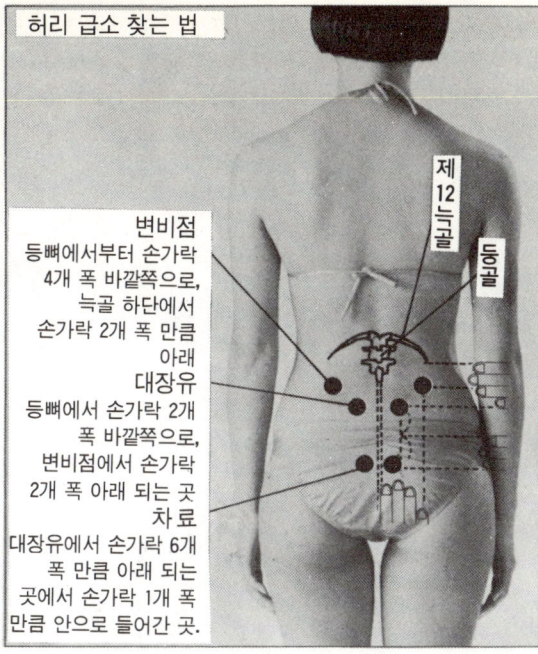

변비점
등뼈에서부터 손가락 4개 폭 바깥쪽으로, 늑골 하단에서 손가락 2개 폭 만큼 아래

대장유
등뼈에서 손가락 2개 폭 바깥쪽으로, 변비점에서 손가락 2개 폭 아래 되는 곳

차료
대장유에서 손가락 6개 폭 만큼 아래 되는 곳에서 손가락 1개 폭 만큼 안으로 들어간 곳.

제12늑골
등골

변비점 지압

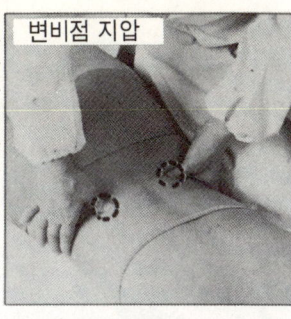

지압받는 사람은 엎드리고 지압하는 사람은 왼쪽에 앉아 엄지의 끝에 체중을 실어 좌우 동시에 누른다.

대장유의 지압

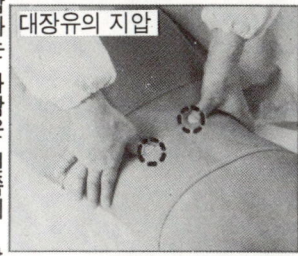

차료의 지압

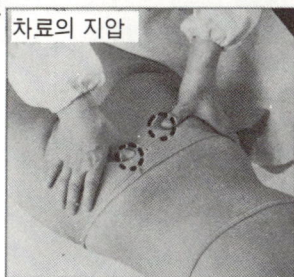

배의 급소 찾는 법

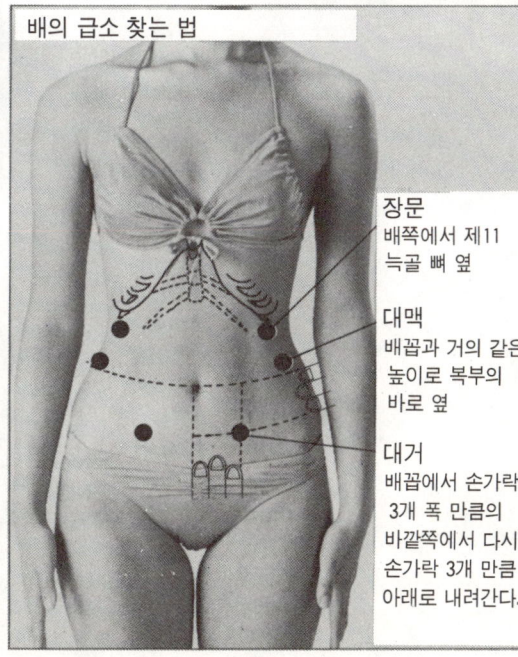

장문
배쪽에서 제11 늑골 뼈 옆

대맥
배꼽과 거의 같은 높이로 복부의 바로 옆

대거
배꼽에서 손가락 3개 폭 만큼의 바깥쪽에서 다시 손가락 3개 만큼 아래로 내려간다.

손목 급소 찾는 법

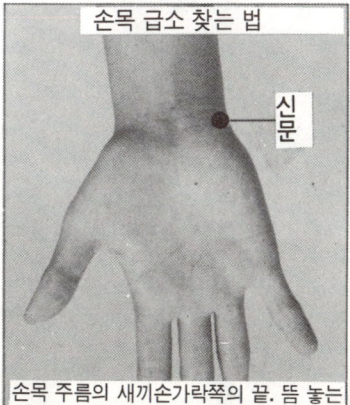

신문

손목 주름의 새끼손가락쪽의 끝. 뜸 놓는 법은 P11 참조

갱년기를 건강하게 뛰어넘기 위한
이론편

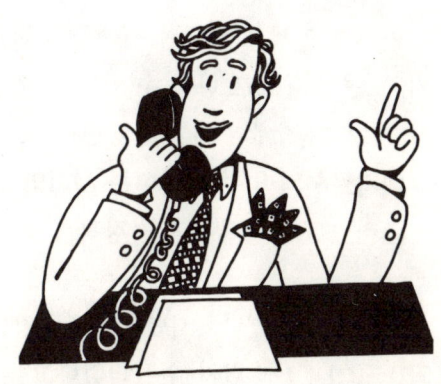

1 효과적인 갱년기 장해 치료법

갱년기의 성가신 증상은 왜 일어나는가

갱년기란 여성의 폐경기

얼굴이 달아오른다, 머리가 아프다, 어깨가 결린다, 동요된다, 숨이 가쁘다, 현기증이 난다, 손발이 차다, 손발이 저린다, 쉽게 피로해진다, 식욕이 없다, 잠이 잘 안온다, 갑자기 몸이 뜨거워지며 땀을 흘린다…….

40대 중반으로 접어들면 생리통이나 생리불순과 함께 이런 증상이 태풍처럼 밀려오는 여성이 적지 않다.

여성의 '폐경기'라고도 하는 이 시기에 집중되는 장해를 갱년기 장해라고 한다. 갱년기란 즉, 여성이 지금까지와는 다른 시기로 이행되어 가는 것이다.

인간의 일생을 육체의 성숙과 노화로 구분하면 유년기, 사춘기, 성숙기, 노년기 등으로 나눌 수 있는데, 여성의 경우 성숙기에서부터 노년기로 가는 그 경계의 시기를 갱년기라고 부르고 있는 것이다.

여자로서의 임무가 끝나는 시기의 전후 5~10년

그러면 도대체 갱년기란 정확히 몇 살부터 몇 살까지를 가리키는 것일까.

중국 최고의 의학서인 「황제내경(黃帝內經)」은 춘추전국시대(BC 770~221年)에 걸쳐 완성되었다고 한다. 이 책 속에서 황제(皇帝)의

질문에 대해 명의인 지백(岐伯)은 남녀의 육체 변화를 다음과 같이 대답하고 있다.

"여성은 7세에 생명력이 왕성해지고 영구치가 생긴다. 14세 때엔 성호르몬이 활발해져 월경이 시작되며, 아이를 낳을 수 있게 된다. 21세에는 육체적으로 완성되며, 28세에 성숙된다. 35살에는 얼굴이 늙기 시작하고 머리가 빠지기 시작한다. 42세 때엔 얼굴 노화가 더욱 진전되고 머리가 희어진다. 아이를 낳을 수도 없게 된다."

그는 여성의 육체 사이클을 7배수로 구분하여 49살이 폐경이라고 설명하고 있다. 2000년 전에 쓰여진 것임에도 불구하고 여기에서 설명하고 있는 사이클은 난소의 발육·노화의 경계점과 훌륭하게 일치한다. 이 설은 현대 여성에게도 통용되고 있는 것이다.

예를 들면, 한 주부 잡지에서는 40대, 50대를 중심으로 한 30~60대 여성 100명을 대상으로 갱년기에 관한 앙케이트 조사를 실시했다(회수율 71%). 그런데 이 조사에서도 첫월경 연령은 49세 이하의 여성이 평균 14세, 50세 이상의 여성은 15세, 그리고 폐경 연령은 평균 49세 라는 결과가 나왔다.

폐경 연령에는 인종차나 영양 상태, 노동 조건 등도 관계가 있는데, 이전의 우리 여성은 선진국 여성에 비해 평균 폐경 연령이 낮았고 특히 노동이 심한 농촌 여성일수록 낮다는 데이터가 있었다. 그러나 가정 전기 제품의 보급이나 식생활의 향상 등과 함께 우리나라 여성의 폐경 연령은 다른 선진국 여성과 비슷해지고 도시나 농촌의 차이도 적어지게 되었다.

한편 폐경 연령에는 개인차도 커서 40세가 넘으면 곧 폐경기가 찾아오는 여성이 있는가 하면 55세가 넘어서야 찾아오는 여성도 있다. 그러나 여러 조사로 우리나라 여성의 폐경 연령은 48~50세에 집중되어 있다는 것은 분명하다.

다만 오해가 없도록 설명하고 싶은 것은, 폐경 연령 그 자체를 갱년기

라고 부르지는 않는다는 것이다. 폐경은 어느 날 갑자기 찾아오는 것이 아니기 때문이다. 수년 전부터 성기능은 쇠약해지기 시작한다. 그리고 얼굴이 달아오르며 두통, 어깨 결림 등의 불쾌증상도 성기능의 쇠약과 함께 늘어난다.

　이들 불쾌증상을 갱년기 장해라고 부르고 있는데, 갱년기 장해는 폐경과 함께 딱 끝나는 것이 아니며, 여러 가지 조사 결과 폐경 전후 5~10년 동안은 계속된다는 것을 알 수 있다. 따라서 갱년기는 45~55세 정도까지라고 생각하면 좋을 것이다.

잊어서는 안될 여성의 생리 기초 지식

　그럼 갱년기 장해는 어째서 일어날까. 이것을 설명하기 위해선 여성의 생리 구조에 대해 대강 살펴볼 필요가 있다.

　성숙기의 배란을 동반하는 월경은 25~35일 정도의 주기로 찾아오고 3~7일 정도 계속된다는 것은 아마 여러분도 잘 알 것이다. 이 주기를 조절하는 작용을 하고 있는 것이 성호르몬으로, 성호르몬은 시상하부(視床下部), 하수체(下垂體), 난소(卵巢)의 연계 작용에 의해 분비되어진다.

　시상하부는 뇌의 아래쪽에 있는 간뇌(間腦)의 일부이다. 여기에서부터는 성선자극(性腺刺激) 호르몬의 방출인자(放出因子)라고 불리우는 물질이 분비되며, 이것을 받아 하수체에서 성선자극 호르몬이 분비되는 구조로 되어 있다.

　이 성선자극 호르몬에는 난포자극(卵胞刺激) 호르몬(FSH)와 황체화(黃體化) 호르몬(LH), 2종류가 있다. 난소에서는 난포자극 호르몬의 자극을 받아 난세포가 성숙되며, 황체화 자극 호르몬의 자극으로 난세포가 터져 배출된다. 이 난(卵)은 난관(卵管)을 통해 자궁으로 들어가고 그 도중에 수정하면 착상(着床)되어 임신이 된다. 그 사이에 자궁내막(子宮內膜)은 증식되고 있는데 임신하지 않으면 자궁막이 허물어져 월경

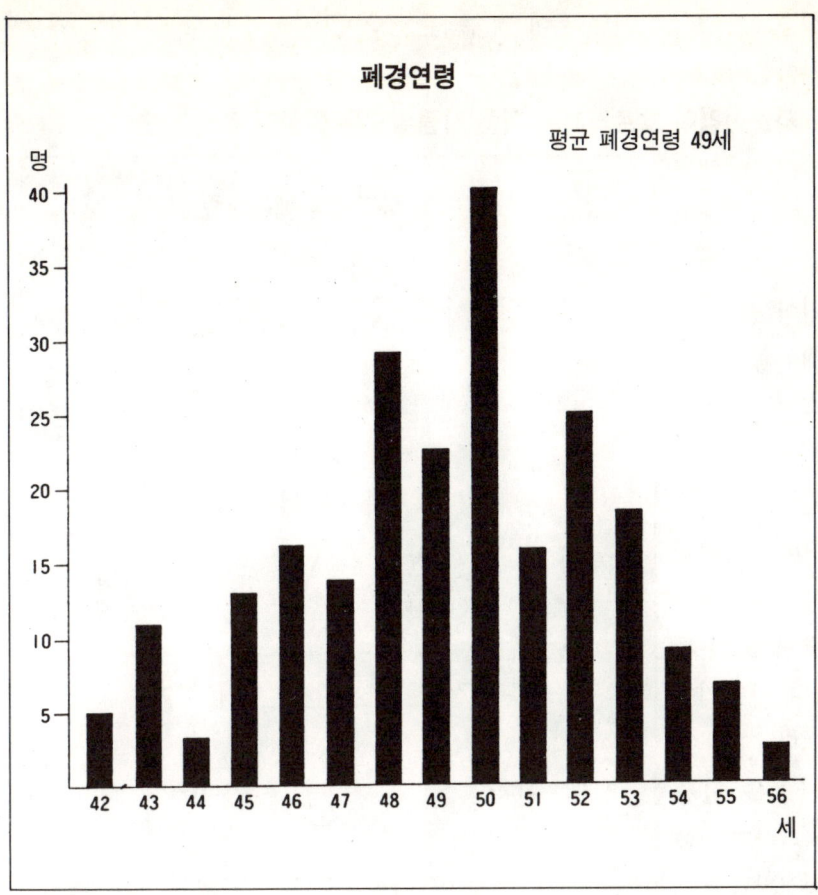

이 된다.

또 난소에서는 난이 성숙되어 가는 난포기(卵胞期)에 난포 호르몬(에스트로겐)이 분비되고, 배란 후에는 황체 호르몬(프로게스테론)이 분비된다. 이 2가지의 호르몬은 자궁내막에 작용하는 동시에 시상하부를 자극한다.

이와 같이 성숙기의 여성의 체내에서는 시상하부, 하수체, 난소의 사이를 몇 가지의 호르몬이 일정한 사이클로 돌고 있는 것이다. 기초 체온(각성시의 체온)도 난포기에는 저온이 계속되고, 배란을 경계로 하여 상승되며 월경까지 고온이 계속되는 것처럼 저온기와 고온기가 교대로 찾아온다.

자율신경이 흐트러지기 쉬운 사람일수록 증상이 겹치기 쉽다.

그런데 갱년기가 되면 난소의 작용이 저하되어 간다. 그 때문에 성선자극 호르몬에 의해 아무리 자극을 받아도 난이 발육되어 가지 않는 동시에 난포 호르몬의 분비도 적어진다. 그 결과, 난소를 한층 자극하기 위해 성선자극 호르몬의 분비가 늘어나는 것이다.

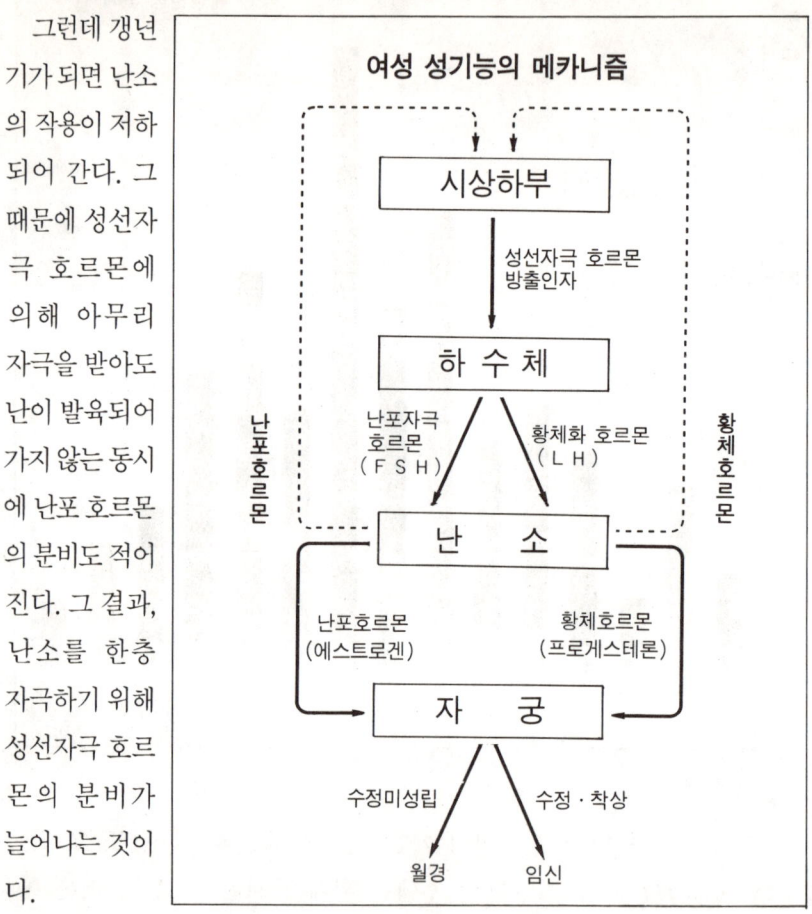

갱년기에 일어나는 여러 가지 증상은 성선자극 호르몬의 분비량 증가와 난포 호르몬의 분비량 저하 라는, 이 두 호르몬의 변조가 가져오는 것이다.

갱년기의 여성 체내에서는 그 영향이 장해가 되어 자각하게 되는 것이다.

그런데 달아오름, 냉증, 두통, 어깨결림, 위장 장해 등 갱년기 장해의 대부분은 자율신경 실조증에 의한 것이다. 게다가 자율신경이 불안정한 사람일수록 갱년기 장해의 증상이 심해지기 쉬운 성질이 있다. 어째서일까.

호르몬의 중추는 시상하부에 있는데, 여기에는 자율신경의 중추도 함께 있다. 그 때문에 호르몬의 변조가 가까이 있는 자율신경의 중추에까지 파급되어 버리는 것이다. 중추는 비행기의 발착 지령을 내리고 있는 공항의 컨트롤 타워와 같은 곳이다. 그 컨트롤 타워가 변조를 일으켜 버려서는 자율신경의 제어가 제대로 이루어지지 않고, 자율신경에 의해 컨트롤되고 있는 모세 혈관의 확장, 수축, 그리고 위장의 작용 등도 흐뜨러져 버린다. 그 결과가 몸에 나타나는 다수의 증상군(症狀群)인 것이다.

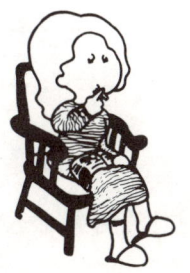

② 효과적인 갱년기 장해 치료법

남편도 알아 두었으면 하는 갱년기 장해의 기초 지식

나타날 수 있는 증상이 나타난다

갱년기 장해의 증상은 다음 표와 같다. 이중 특히 자주 고민이 되고 있는 증상에 대해 설명해 보겠다.

달아오름

추운 곳에 가면 우리 몸은 열이 밖으로 도망치지 못하게 혈관이 수축된다. 반대로 더운 곳에서는 열을 밖으로 내놓기 위해 혈관이 확장되기 시작한다. 이 혈관의 수축과 확장은 혈관운동 신경(자율신경의 일종)의 작용으로 자동적으로 조절되고 있는데, 그 어떤 원인으로든지 자연스럽게 작동하지 않게 되면 몸이 달아 오르기도 하고 반대로 차지기도 한다. 앞에서도 언급했듯이 호르몬의 변조는 자율신경의 중추에까지 불똥이 튀기 쉽기 때문에 갱년기의 여성에게는 특히 자주 나타나는 것 같다.

증상의 정도나 그 증상이 일어날 때까지의 조건은 사람에 따라 다르지만 스트레스, 피로 등은 자율신경의 실조를 초래하기 쉽다고 알려져 있다. 충분한 휴식을 취하도록 명심한다.

급격한 열과 발한

갑자기 몸이 확 뜨거워진 후에 땀이 대량으로 나오는 일도 있고, 이것이 하루에 몇 번이나 일어나는 사람도 있다. 이상할 정도로 땀이 나기 때문에 외출을 삼가하는 사람도 있는데, 일시적인 증상인 것이 보통이다. 운동을 하는 등 적극적으로 행동하는 편이 오히려 증상을 누그러지게 하므로 너무 신경쓰지 말도록 한다.

냉증

얼굴은 달아올라도 손발이 찬 경우가 많고 저혈압이나 빈혈을 동반하는 경우가 적지 않다. 추운 시기에는 양말이나 무릎 바대 등으로 보호할 필요도 있으나 몸을 움직여 혈류를 촉진시키는 연구도 필요할 것이다.

동계, 숨가쁨

갱년기를 맞을 수록 서둘러 걷거나 계단을 오르내린 직후에 어느 정도 숨이 가쁜 경우가 있다. 그러나 동맥경화나 고혈압, 심장병 등이 원인이 되는 경우도 생각할 수 있다.

심한 경우는 한번 의사의 진찰을 받자.

두통, 머리가 무거운 증세

가장 많은 것은 근육이 긴장되기 때문에 일어나는 근긴장성 두통으로, 후두부에서부터 목 어깨까지 근육이 결리고 아파지며 무거워진다. 일의 피로나 스트레스 등이 쌓여 일어나기도 한다.

머리 일부가 심하게 아픈 편두통도 적지 않고 구토를 동반하는 발작성인 경우도 있다. 가족 중에 편두통을 지병으로 가지고 있는 사람이 있을 경우에는 걸릴 확률이 높아지는 것 같다.

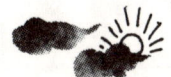

단 두통 중에는 눈이나 귀의 병, 뇌혈관의 이상 등 다른 병이 있어서 일어나는 경우도 있고 정신과적인 치료가 필요한 경우도 있다. 증상을 몇 번이나 반복할 때는 한번 병원에서 원인을 확인해 보도록 한다.

현기증

갑자기 일어날 때 순간적으로 일어나는 현기증, 일어나면 몸이 떨리는 동계성 현기증 등 여러 가지 증상의 현기증이 있다. 가장 많은 것은 일시적으로 뇌의 혈액이 적어지기 때문에 일어나는 현기증으로, 이것은 곧 없어진다.

한편 회전성의 현기증이나 동계성 현기증은 안쪽 귀의 이상으로 일어나는 경우도 있으므로 이 경우에는 꼭 내과의나 또는 이비인후과 의사의 진찰을 받도록 한다.

이명(耳鳴)

윙 하는 소리나 찍 하는

갱년기 장해 1010예의 증상별 빈도

증 상		예의 수	%
혈관운동신경 장해양증상	열 감	247	24.5
	냉 증	255	25.2
	흥 분	223	22.3
	심계항진(감)	323	32.0
	빈 맥	86	8.5
	서 맥	11	1.1
신경·신경장 해양 증상	두 통	385	38.1
	머리가무거운증상	357	35.3
	현 기 증	347	34.4
	불 면	298	29.5
	이 면	166	16.4
	섬 광 시	35	3.4
	공 포 감	113	11.2
	악 박 감	89	8.8
	기억력감퇴	39	3.9
	판단력감퇴	31	3.1
자각장해증상	저 림	244	24.2
	지각과민	11	1.1
	지각둔화	66	6.5
	의 주 감	46	4.6
운동기관장해	빈 뇨	129	12.8
	배 뇨 통	20	2.0
운동기관장해 증 상	어 깨 결 림	383	37.9
	요 통	369	36.5
	관 절 통	103	10.2
	비 추 통	111	11.0
	배 골 근 통	91	9.0
	근 육 통	21	2.1
	좌 골 통	7	0.7
피부·분비계 장해 증상	발 한 항 진	121	12.0
	구내건조감	22	2.2
	수야분비증가	2	0.2
소화기계장애 증 상	식 욕 부 진	170	16.8
	악 심	156	15.4
	구 토	21	2.1
	변 비	112	11.1
	설 사	30	3.0
기타증상	피 로 감	387	38.3
	복 통	222	22.0
	기 타	85	8.4

소리 등이 난다고 이명을 호소하는 사람도 적지 않다. 이명은 갱년기 이외의 사람에게서도 일어나는 경우가 있고 일시적인 증상인 경우가 대부분이다. 또 오히려 신경을 쓰기 때문에 증상이 심해지기도 한다. 증상이 심한 경우에는 의사를 찾아 생활상의 조언을 들어도 좋을 것이다.

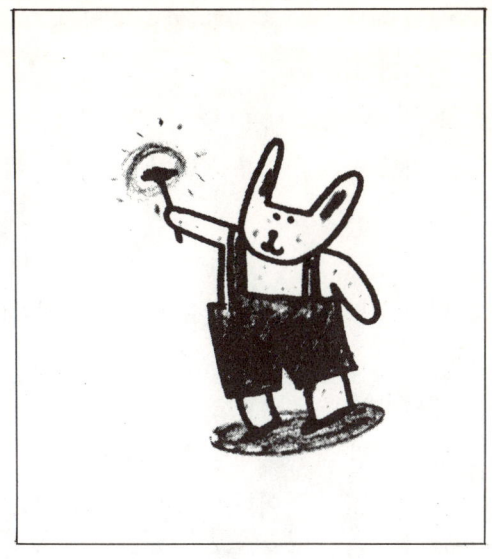

불면, 초조

기분전환을 잘 하면 좋은데 성격적으로 그것이 불가능한 사람도 있다. 누구나 고민은 하나나 둘 있는 것이라고 생각하고 문제에 적극적으로 대처하는 자세가 필요할 것이다. 이유도 없이 불면, 초조가 일어날 때는 어려운 책을 잡는 방법도 있을 것이다. 또 오래 계속되는 경우에는 정신과 의사의 진단을 받도록 한다.

눈의 피로

40세를 넘게 될 무렵이면 시력 저하나 눈의 피로를 호소하는 사람이 늘어난다.

건강한 체력으로 전신의 피로가 없는데 눈만 피로하다는 경우는 없는 것이다. 눈의 피로가 빈번하게 일어나는 것은 나이를 먹음에 따라 보고 싶은 것에 핀트를 맞출 힘이 적어질 뿐 아니라 몸 자체도 피로해지기 쉽기 때문이다.

세밀한 작업을 오랜 시간 계속해야 할 때는 때때로 휴식을 취하기도 하고 먼 곳을 보기도 하면서 눈과 몸을 쉬도록 하자. 조명이 적절한가 어떤가도 점검한다. 또 갱년기에 접어들면 안과에서 노안이나 눈병이 없는지 어떤지 하는 조사를 받을 필요가 있다.

전신의 피로

해가 갈수록 스태미너가 부족해지면 무리를 하지 말고 때때로 휴양을 취하기도 하고 취미를 살리기도 하면서 체력이나 기력을 충전시키도록 한다.

요통

나이를 먹음에 따라 칼슘의 뼈로의 침착(沈着)이 나빠져 뼈가 물러진다.

갱년기의 호르몬 변조가 그에 박차를 가하게 된다고도 한다. 또 이 무렵이 되면 척추를 지탱하는 허리나 배의 근육도 약해진다. 이러한 원인이 쌓여 요통이 일어나기 쉬워지는 것이다. 자세를 바르게 유지하는 것과 함께 체조나 스포츠 등으로 복근이나 요근을 단련하도록 한다.

어깨 결림

눈을 항상 쓰는 일이나 신경을 집중시키는 일을 한 뒤에는 목이나 어깨를 움직여 혈류를 촉진시키고 긴장한 근육을 푼다. 또 노안이나 고혈압이 원인이 되는 경우도 있으므로 그 경우에는 만반의 대책을 강구한다.

손발 저림

종종 얼굴의 달아오름이나 손발의 냉증을 동반하는데, 운동 등으로

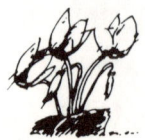

혈류를 촉진시키면 경쾌해진다. 단, 신경이나 혈관의 병이 관련되어 있으면 진찰이 필요하다.

위장장해

위나 장의 작용은 자율신경의 지배 아래에 있다. 그러므로 갱년기 호르몬의 변조는 자율신경에 영향을 미치고 식욕 부진, 변비, 설사 등을 일으키게 된다.

위장의 작용을 정비하기 위해서는 식물성 섬유가 부족하지 않도록 하고, 하루 3번의 식사를 규칙적으로 하며 적당한 운동을 하는 등 일상생활을 규칙적으로 하는 것이 중요하다.

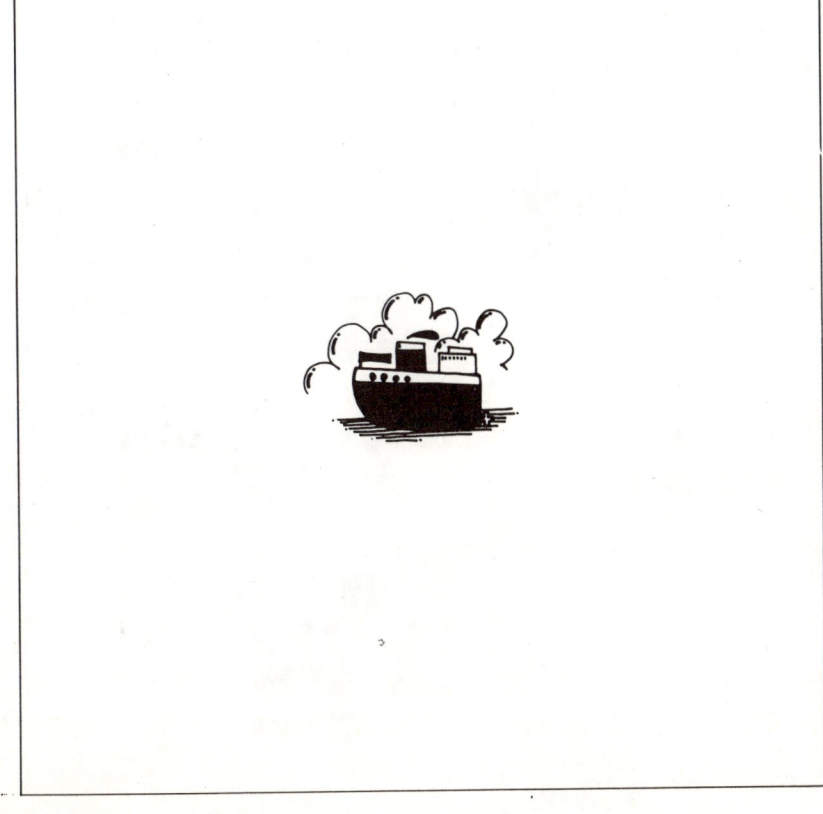

갱년기의 괴로운 증상을 완화시키는 비타민

노화를 완전히 극복할 방법은 없으나 진행을 어느 정도 지연시키거나 갱년기의 불쾌증상을 안정시킬 수는 있다. 비타민도 그 유효한 수단 중 하나라고 할 수 있을 것이다.

비타민 E

불포화 지방산의 과산화(산화가 지나치게 된 상태)를 막는 작용이 높은 비타민 E에는 동맥경화 예방 외에도 노화를 예방하는 효과가 있다고 일컬어지고 있다. 또 말초혈관을 확장하는 작용도 있으므로 손발이 차가워지기 쉬운 사람, 혈관이 정체되기 때문에 근육이 긴장되어 두통, 머리가 무거운 증세, 어깨 결림 등이 일어나고 있는 사람에게도 유효하다.

사실 갱년기 장해의 치료에도 사용되고 있다. 단, 너무 많이 먹는다고 해서 부작용이 일어나는 것은 아니므로 많이 먹어도 소용없다. 천연물(보리 맥아유)라면 100mg, 합성물이라도 200~400mg 정도 먹으면 충분할 것이다.

비타민 C

비타민 C는 피부나 뼈에 있는 콜라겐이라는 결합 조직을 만들 때 사용되는 비타민이다. 콜라겐은 피부나 조직의 세포와 세포를 연결하는 역할을 하고 있는 조직이므로 이것이 부족하면 피부나 뼈의 노화가 진행된다. 즉, 비타민 C는 피부나 뼈의 노화를 방지하는데 도움이 되는 영양소이다.

그 밖에 비타민 C에는 스트레스에 대항하는 저항력을 높이는 작용도 있다고 일컬어지고 있다. 자율신경은 스트레스의 영향을 받기 쉽고 스트레스가 늘어나면 갱년기 장해도 나타나기 쉬워진다.

비타민 C는 지나쳐도 해가 없지만 나머지는 뇨 속에 녹아 배출되어 버린다. 비타민 C 약을 이용할 때는 음식물에 포함되어 있는 것도 합쳐 1일 100mg 정도를 기준으로 하면 좋을 것이다.

비타민 $B_1 \cdot B_2$

비타민 B_1은 당질에서부터 에네르기를 취할 때 사용되는 비타민으로 부족하면 피로해지기 쉽다.

체력이나 기력을 충실하게 하는 데 있어서 빼놓을 수 없는 영양소이다.

비타민 B_2도 불포화 지방산의 과산화를 예방하고 과산화 지질을 분해하기 때문에 역시 노화 예방에 도움이 된다.

비타민제를 취할 때는 비타민 B군이 모두 들어 있는 비타민 B 복합체를 이용하는 것이 좋을 것이다.

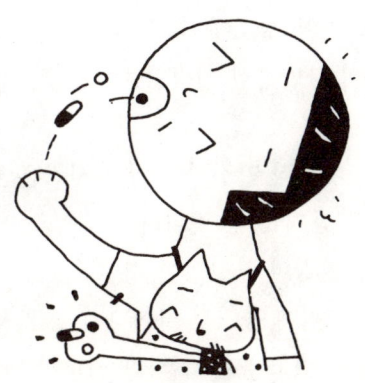

③ 효과적인 갱년기 장해 치료법

이런 사람일수록 증상을 악화시키기 쉽다

자율신경이 불안정한 사람에게 많다

갱년기는 여성이면 누구나 피할 수 없는 것이지만 이 것이 찾아오는 방법은 여러 가지이다. 그 증상이 다양하고 개인에 따라 각각 다를 뿐만 아니라 증상의 정도도 실로 여러 가지이다. 수년 동안에 걸쳐 괴로운 나날을 보내다가 거의 나을 무렵에야 의사를 찾는 사람이 있는가 하면 별로 다른 시기와 다름 없이 생활하고 있는 사람도 있다.

그 차이는 어디에서 오는 것일까.

우선 첫째로 생각할 수 있는 것이 자율신경의 안정도이다.

달아오름, 냉증, 발한, 두통, 머리가 무거운 증세, 신장 장해 등 갱년기 장해의 대부분이 자율신경의 실조에 의해 일어나는 증상이다. 따라서 체질적으로는 자율신경이 불안정한 사람일 수록 그 증상이 심하고 오래 간다.

그에 비해 자율신경이 비교적 안정되어 있는 사람은 호르몬의 변화가 일어나도 그 영향을 별로 받지 않는 것이다.

그럼 어떤 사람이 자율신경이 불안정한 것인가.

예를 들면 저혈압으로 아침에 좀처럼 일어나기 힘든 사람, 일어나더라도 오전 내내 엔진을 걸 수 없고 오후가 되면 기운이 나는 사람, 잠꾸러기 타입 등이다. 젊어서 손발이 차고 냉방병에 걸리기 쉬우며, 생리불순이 되기 쉬운 생리통이나 생리 직후의 두통, 초조 등으로 고민하던 사람도 이 타입에 포함된다.

자율신경의 작용은 체질상 유전되기 쉬워 부모가 불안정하면 자식들도 역시 불안정해질 확률이 높아진다.

고민이 많은 사람도 증상이 심해진다

옛날부터 '병은 마음에서부터'라고 했지만 자율신경 실조증은 그야말로 마음에서부터 올 가능성이 높은 병이다. 그러므로 갱년기 장해는 그 사람이 갖고 있는 성격과도 큰 관계가 있다.

예를 들면, 기분 전환을 잘 하지 못하고 작은 일로도 크게 고민하는 사람, 신경질적이고 자기 중심적인 사람 등이 장해를 일으키기 쉬운 것 같다. 이와 같은 성격을 갖고 있는 사람은 몸의 작은 변화에도 주의가 집중되기 쉽고 증상을 나쁜 쪽으로 생각하는 것이다. 그런 성격의 사람이라면 몸의 증상 뿐만이 아니라 불면, 초조, 불안 등 정신적인 증상을 동반하는 경우가 많은 것이다.

스트레스의 영향을 받기 쉬운 사람도 위험하다

자율신경은 스트레스의 영향을 받기 쉬우므로 스트레스에 약한 타입인 사람이나 심한 스트레스를 끊임없이 받으며 일을 하고 있는 사람은 실조증을 일으키기 쉬운 경향이 있다.

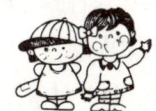

육체적 피로도 스트레스가 되므로 다망한 사람은 스트레스를 받기 쉽지만 심리적인 요인 쪽이 보다 강한 영향을 미친다. 그중에서도 직장에서의 상사나 부하와의 갈등, 자식간의 불화, 부부간의 불화, 고부간의 갈등 등 인간 관계에서 오는 스트레스의 영향이 큰 것 같다.

가족 관계의 갈등이 원인을 부채질하는 경우도

인간 관계가 스트레스가 될 때, 여성인 경우는 가족 관계의 갈등으로 자율신경 실조증에 빠지는 사람이 많다.

갱년기는 바로 자식이 부모 곁에서 멀어져 자립해 가는 시기에 해당한다. 그 때문에 자식의 진로 선택으로 자식과 의견이 맞지 않기도 하고 자식 곁에서 떠나 쓸쓸함을 맛보는 경우도 있다.

이럴 때 남편도 대화를 잘 해주지 않으면 기력을 잃기 쉬운 것이다.

특히 50대 남성은 가정의 문제를 해결하는 것은 아내의 역할이라고 믿고 있으며, 아내와 대화하는 습관이 되어 있지 않은 사람도 많다.

갱년기의 불쾌증상 대부분이 병원에서의 검사에 의하면 이상이 없다는 결과는 나오지않는다. 그러므로 의사도 치료의 대상으로써 대해 주지 않고 남편이나 자식이 그것을 알아 주지 않으면 우울함은 배가 돼 버린다.

갱년기 장해가 심하게 일어나기 쉬운 사람
- 저혈압으로 아침 일찍 일어날 수 없는 사람
- 젊을 때부터 손발이 차고 냉방병에 걸리기 쉬운 사람
- 생리불순, 생리통으로 고민하는 사람
- 사소한 것에도 신경을 많이 쓰는 사람
- 신경질적이고 자기 중심적인 사람
- 스트레스를 받기 쉬운 사람
- 가족 관계가 원만하지 못한 사람
- 삶의 보람이나 대화의 대상이 없는 사람

적극적으로 사는 사람은 가볍게 넘길 수 있다

한편 일을 갖고 있는 여성은 스트레스를 받을 기회가 많은데도 불구하고 갱년기장해가 그다지 심하게 나타나지 않는데, 그것은 자신의 능력을 발휘할 수 있는 장소를 갖고 있고 자신의 몸의 상태에 그다지 신경을 쓰지 않게 되기 때문일 것이다.

자식이 품을 떠난 것을 계기로 하여 제2의 인생을 살아 가려고 취미를 살리고 기능을 습득할 공부를 하는 등 적극적으로 사는 사람에게는 증상이 가볍게 나타난다.

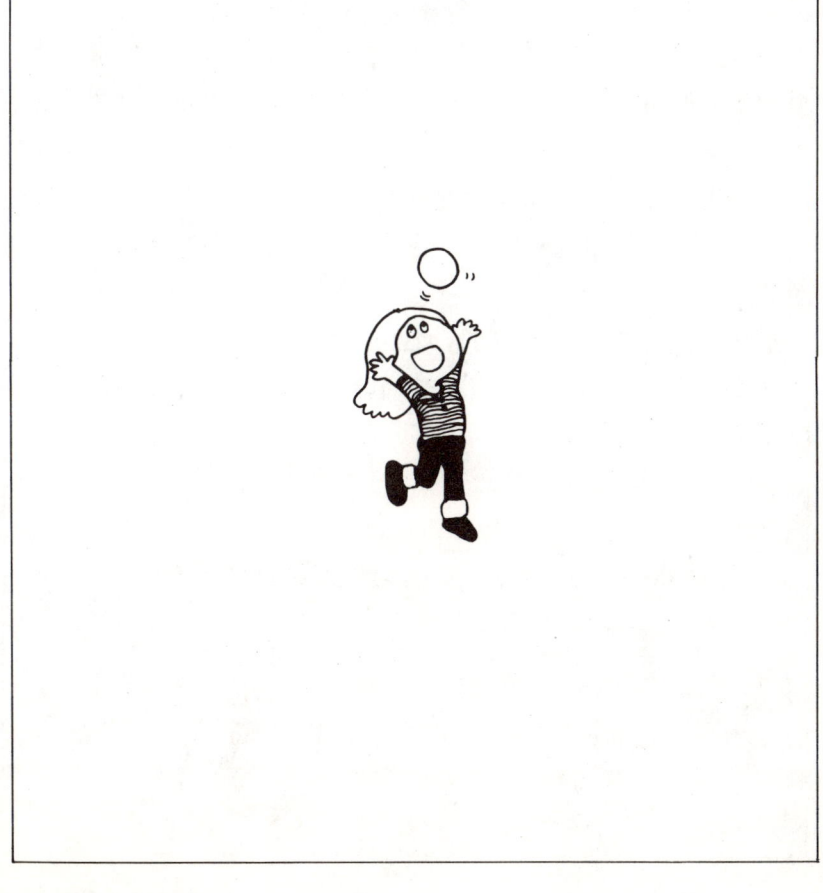

① 갱년기에 나타나기 쉬운 여자의 병

자궁경암

우리나라 여성에게 많은 자궁암 타입

우리 나라 여성이 걸리는 암 중에서 가장 많은 것은 남성과 마찬가지로 위암이고 두 번째가 자궁암이다(남성은 폐암).

자궁암에는 자궁 입구에 생기는 자궁경암과 안에 생기는 자궁체암이 있는데, 우리 나라 여성의 경우 자궁암 가운데 전체의 약80%가 자궁경암이다.

자궁경암은 연령이 낮을 때 성체험을 했었던 사람이나 상대 남자의 수가 많았던 사람, 임신·출산을 어렸을 때 경험한 사람이 걸리기 쉽다고 한다.

조기 발견, 조기 치료로 100% 치료

다행히 자궁경암은 발견되기 쉽고 게다가 조기에는 재발·전환이 되지

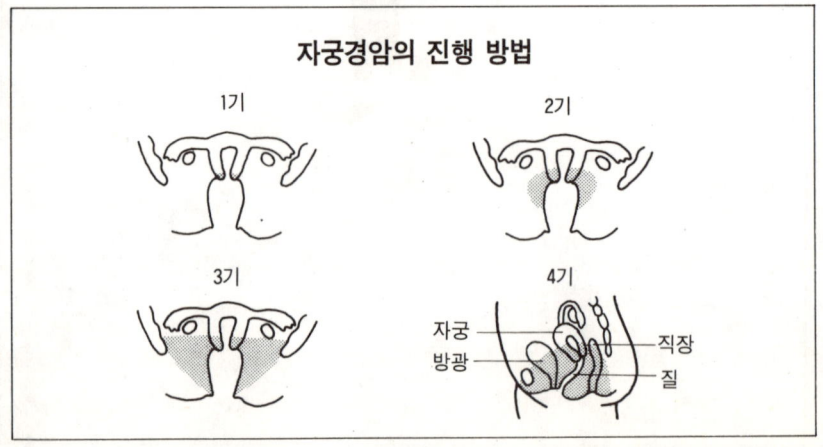

자궁경암의 진행 방법

않도록 치료하기 쉬운 암이다.
 자궁암은 그 진행 정도에 따라 0기에서부터 4기까지로 나뉘며, 다시 각각 a와 b로 구분되고 있다.
 이 중 암세포가 점막의 상피내에 있는 0기이면 100% 치료된다.
 암세포가 피부를 뚫고 침투(암세포가 확대되는 것)되어도 미소 침투암인 1a기라면 거의 100% 치료가 된다.
 자각 증상으로 발견되는 것은 부정출혈, 성교시의 접촉 출혈, 혈액의 유출 등인데 극히 이른 시기에는 자극 증상이 없다.
 자궁암을 완전히 치료하기 위해서는 자각이 없는 이 시기에 진찰을 받아 곧 치료해야 한다.
 30세가 되면 1년에 한 번은 반드시 검사를 받는다.

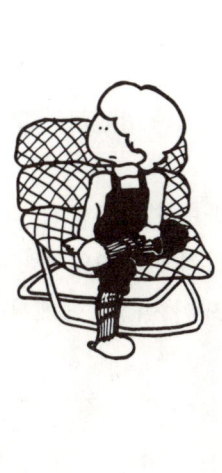

② 갱년기에 나타나기 쉬운 여자의 병

자궁체암, 난소암

근년에 늘고 있다

구미 여성에게 많지만 우리 나라 여성에게는 적던 자궁체암이 늘었다.

그 원인의 하나가 동물성지방 섭취량의 증가이다. 이 외에도 비만, 고혈압, 당뇨병에 걸린 사람이 이 병에 걸리기 쉽고 체질도 관계가 있다.

자궁경암이 30대 여성에게도 적지 않은데 비해 자궁체암은 50대 이후 특히 50~55세 여성에게 집중된다. 갱년기의 여성은 특별히 주의를 요한다.

부정출혈, 혈액이 섞인 점액 같은 액이 나오면 자궁체암을 의심할 수 있는데, 자각 증상이 없는 시기에 발견하면 그만큼 완치될 확률도 높아진다.

갱년기 이후의 여성은 반드시 자궁암 검사를 받아야 한다.

자궁암 검진은 난소암 발견에도 필요

한편 난소암은 근년이 되어 여성들에게서 눈에 띌 정도로 보여지게 되었다.

난소는 몸 안에 있기 때문에 암에 걸려도 발견이 늦고 자궁암에 비해 전환되기 쉬운 특징을 갖고 있다. 하복부가 팽창되거나 또는 응어리가 지거나 부정출혈이 보이는 경우도 있으나 증상이 나타나기 전에 내진에 의해 난소가 커져 있는 것이 발견되는 경우도 있다. 자궁암 검진으로는 내진도 실시되므로 난소암의 조기 발견을 위해서도 반드시 검진을 받도록 한다.

 또 조기 발견하는 방법으로는 종양메이커(암세포가 유출하는 물질)에 의한 혈액검사도 실시되고 있다. 암 검진 센터, 암 예방 센터, 산부인과 등에 문의해 본다.

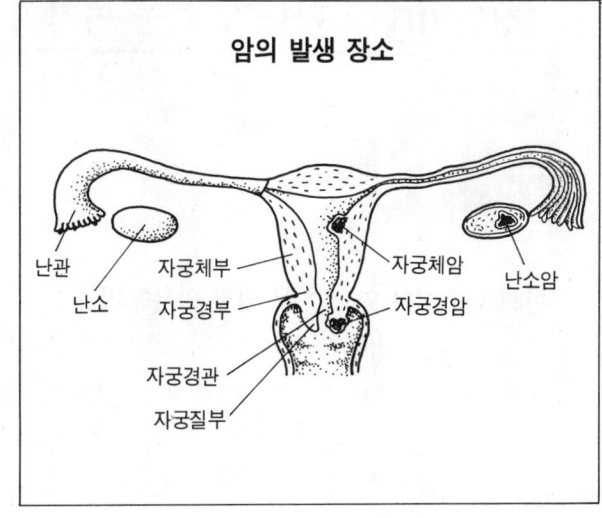

암의 발생 장소

난관
난소
자궁체부
자궁경부
자궁경관
자궁질부
자궁체암
자궁경암
난소암

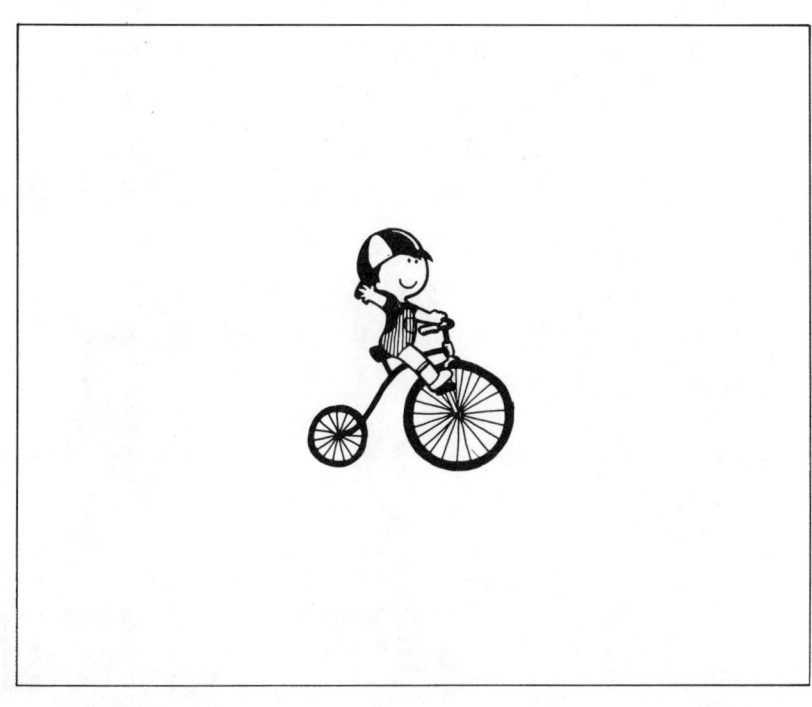

③ 갱년기에 나타나기 쉬운 여자의 병

유방암

유방에 응어리가 있으면 곧 외과 의사에게

유방암도 최근 급증하고 있는 암 가운데 하나이다. 유방암은 여성 호르몬과 관계가 깊은 암으로 이 암이 급증한 한 원인으로는 자궁암과 마찬가지로 동물성 지방의 섭취량 증가를 들 수 있다. 지방을 지나치게 섭취하면 체내의 피하지방이 늘어나며, 이 피하지방 조직이 여성 호르몬의 분비를 촉진하기 때문이다. 특히 중년 이후의 살찐 여성이 이 병에 걸리기 쉽다고 일컬어지고 있다.

또 출산 경험이 없거나 적은 사람, 초산 연령이 높은 사람, 키가 큰 사람이 걸리기 쉽고 체질도 관계가 있다.

그러나 TIS라는 비침윤(非浸潤)암(자궁암 0기에 해당)이면 100%, 응어리가 직경 2cm 이하인 1기라도 80% 이상이 치료된다. 최근에는 집단 검사를 실시하는 직장이 늘고 있는데, 유방암은 자신도 발견할 수 있는 암이다. 매달 생리가 끝나고 1주일간 한번 정도 자신이 검사하여 이상하면 곧 외과의사의 진단을 받도록 하자.

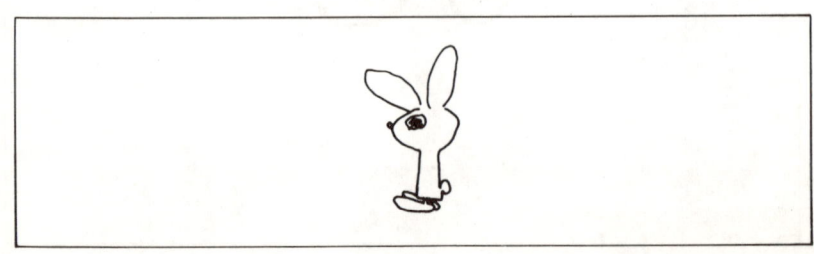

4 갱년기에 나타나기 쉬운 여자의병

그 밖의 병

자궁에 양성의 혹이 생기는 〈자궁근종(子宮筋腫)〉

자궁의 내부는 동혈(洞穴)과도 같은 모양 (자궁질이라고 한다)으로 되어 있고 그 표면을 내막(內膜), 그 아래를 근층(筋層), 바깥쪽을 장막(漿膜)이라고 부르고 있다. 자궁근종이란 근층에 생기는 종유(혹)가 암과 다른 양성이다.

자궁근종은 그 발육 방향에 따라 3가지로 대별된다. 자궁 바깥쪽을 향해 발육된 것이 장막하근종(漿膜下筋腫), 안쪽으로 향해 발육된 것이 점막하근종(粘膜下筋腫), 근층내에서 발육한 것이 근층내막종(筋層內膜腫)이다.

이와 같은 혹이 왜 생기는가 하는 것은 알려져 있지 않지만 난포 호르몬(에스트로겐)이 관계되어 있다는 것은 분명하고, 특히 40대 여성에게서 많이 볼 수 있다. 갱년기 이후엔 근종이 없어지는 경우는 없으나 점차 작아진다.

근종이 작을 때는 자각증상도 잘 나타나지 않다가 근종이 점차로 커짐에 따라 경혈량(經血量)의 증가, 생리통, 요통 등이 일어나는 것 외에 빈혈, 심장에 미

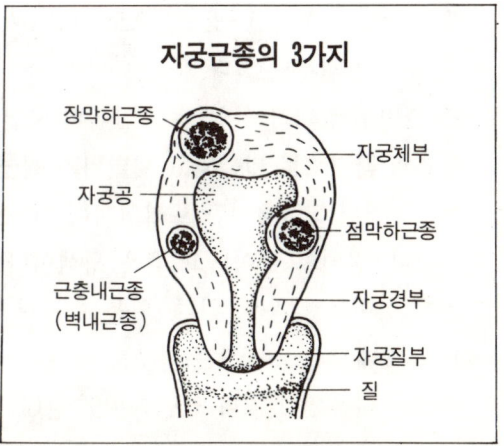

자궁근종의 3가지
- 장막하근종
- 자궁공
- 근충내근종 (벽내근종)
- 자궁체부
- 점막하근종
- 자궁경부
- 자궁질부
- 질

치는 악영향 등이 일어나는 경우도 있다. 수술하는 경우가 많고 암의 크기, 증상, 임신을 희망 하느냐 어떠냐 등에 의해 절제하는 부위가 결정된다.

난소의 기능 저하와 함께 일어나는 〈노인성 질염〉

질은 성교 때 자극을 받을 뿐만 아니라 질구(膣口)의 앞에는 뇨도(尿道), 뒤에는 항문이 있기 때문에 세균이 침입하기 쉬운 곳이다. 그러므로 질의 점막은 유백색의 분비액으로 넘쳐 습기찬 상태로 보호되고 있다. 이 분비액 중에는 한균(막대상의 세균)이 포함되어 있고, 한균의 작용으로 유산이 만들어져 산성이 되고 세균 감염을 방지하는 것이다.

그런데 갱년기가 되면 난소의 기능이 저하되기 때문에 질의 점막도 위축되고 물러진다. 또한 저항력도 떨어져 세균 감염이 일어나기 쉽고 염증을 쉽게 일으키게 된다. 이것이 노인성 질염으로, 통증을 동반하며 성생활에 지장을 주는 경우도 있다.

젊은 여성도 수술로 난소를 떼어낼 때 등에 같은 상태를 일으키는 경우가 있다.

치료에는 난포 호르몬(에스트로겐)의 주사·내복·좌약이 쓰이기도 하고 항생물질이 쓰이기도 한다. 단 난포 호르몬을 지나치게 사용하면 자궁에서 출혈(소퇴출혈(消退出血)이라고 한다)되는 경우도 있으므로 신중을 기해야 한다. 1~2주간으로 치료되는데, 노화가 원인이므로 재발을 반복하는 경우도 있다.

또 분비물에 피가 섞일 때는 암과의 구별이 필요하다.

원충의 감염으로 발생되고 재발되기 쉬운 〈트리크머너스 질염〉

트리크머너스 질염이란 트리크머너스라는 원충(原虫)의 감염에 의해 일어난다. 점액이 늘어나고, 색은 황색이나 담황색으로 때로 출혈이나 거품이 섞이는 경우도 있다. 외음부가 간지럽고 달아오르는 느낌이나 배뇨때 불쾌감을 동반하는 경우도 있다.

증상은 다음의 칸지다 질염과 비슷한데 점액을 현미경으로 조사하면 구별이 간다. 트리크머너스가 원인이라는 것을 알면 항트리크머너스제를 복용하거나 질에 넣는다. 성교 때에 감염되기 쉽고 남편도 트리크머너스를 갖고 있을 가능성이 높기 때문에 부부가 함께 약을 복용하지 않으면 재발을 반복하게 된다. 또 도중에서 약을 중단하면 치료가 연장되므로 산부인과 의사의 지시를 따른다.

심한 가려움이 특징인 〈칸지다 질염〉

칸지다의 증식에 의해 일어나는 병으로, 심한 가려움과 유백색의 우동찌꺼기 같은 점액이 늘어나는 것이 특징이다.

칸지다는 피부나 점막이 살고 있는 진균(곰팡이)의 일종으로, 평소에는 나쁘지 않지만 몸의 저항력이 떨어졌을 때 증식되어 염증을 일으킨다. 질염 뿐만이 아니라 아기의 구강에 염증을 일으키는 아구창(鵞口瘡), 아기의 엉덩이에 염증을 일으키는 칸지다 피부염도 이 곰팡이가 원인이며 비알레르기의 항원이기도 하다.

갱년기 이후의 여성은 질 점막의 저항력이 떨어지기 때문에 이 병에 걸리기 쉽지만 젊은 여성이라도 임신중이거나 산후 등에 종종 걸린다. 항생 물질을 오랫동안 복용한 때에도 걸릴 수가 있는데, 그것은 질내에 유산이 만들 균이 항생 물질 때문에 없어져 질의 저항력이 쇠약해지기 때문이다.

트리크머너스 질염과 구별한 뒤에 항칸지다제 연고를 환부에 바르거나 질정제(膣錠劑)를 사용하거나 한다. 재발되기 쉬우므로 끈기있게 치료하도록 한다.

경시해서는 안될 〈부정출혈(不正出血)〉

월경 출혈과 관계없이 성기에서 출혈이 있는 것을 부정출혈이라고 한다.

부정 출혈은 호르몬 분비의 불균형에 의해 일어나는 기능성 출혈(機能性出血)과 성기의 이상에 의해 일어나는 기질성 출혈(器質性出血)로 대별된다.

갱년기에는 호르몬의 분비가 균형을 잃기 때문에 일어나기 쉬운데, 출혈량이 적고 일시적 이어서 곧 끝나는 것에서부터 다량의 출혈이 있는 것, 하루의 양은 없지만 오래 계속되는 것 등 여러 가지이다. 출혈량이 많거나 오래 계속되는 경우에는 빈혈도 걱정된다.

또 갱년기 장해의 치료에 종종 이용되는 난포 호르몬(에스트로겐)때문에 출혈되는 경우도 있다.

갱년기 여성으로 성기의 이상으로 출혈인 경우 가장 걱정해야 할 것은 자궁암이다.

그밖에 자궁근종(子宮筋腫), 자궁경관의 폴리프, 노인성 질염, 자궁질부의 진무름 등도 일어난다.

수적으로는 적지만 40세를 넘어 임신하여 절박유산(切迫流産)이나 유산 때문에 출혈을 하는 경우도 있다.

갱년기는 생리가 불순해지기 쉽고, 또 부정출혈을 가볍게 보는 사람이 있으나 반드시 산부인과 의사의 진단을 받도록 한다.

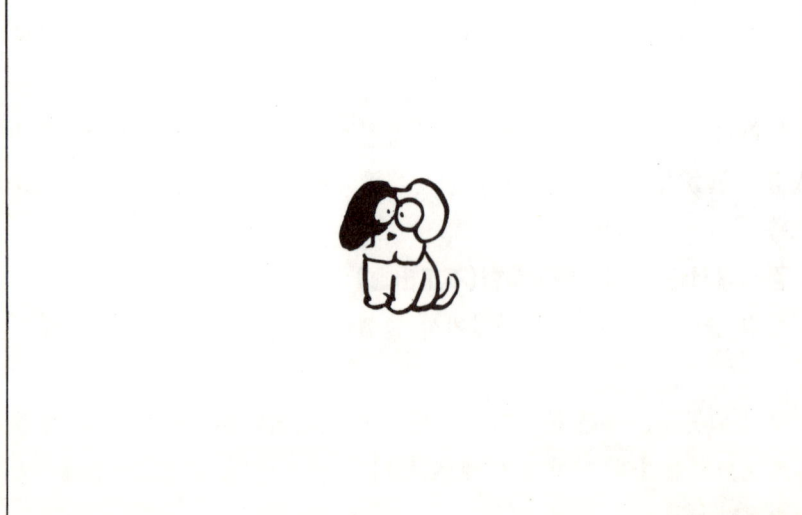

1 성인병 대책도 잊어서는 안된다

고혈압

최대 160밀리, 최소 95밀리 이상이 고혈압

혈압이란 보통 동맥내의 혈류의 흐름에 의해 동맥벽에 걸리는 압력, 동맥압을 말한다.

우리의몸을 성장시키는 산소와 영양소는 혈액 속에 녹아 말단조직까지 운반된다. 그러므로 심장은 펌프와 같은 수축·확장 운동을 실시하고 혈액에 압력을 가해 말단까지 보내는 것이다. 전기를 흘리려면 전압이 필요하고, 수도의 물을 흘리려면 수압이 필요한 것과 같은 이유이다.

그렇다고는 해도 혈압은 끊임없이 똑같은 상태로 가해지는 것이 아니다. 대동맥으로 혈액을 보낼 때 심장은 수축하는데, 이 때가 혈압이 가장 높아질 때이다. 이때의 혈압을 최대 혈압이라 부르고 있다. 반대로 혈액이 심장으로 들어갈 때 심장은 확장하므로 혈압이 가장 낮아진다. 이때의 혈압이 최소 혈압(최저 혈압 또는 확장기(擴張期)혈압이라고도 한다)이다.

어디부터가 고혈압이다 라고는 정하기 어렵지만 WHO(세계 보건 기구)에서는 최대 혈압 160밀리 이상, 최소 혈압 95밀리 이상이라는 기준을 설정하고 있다. 또 정상 혈압은 최대 혈압 139밀리 이상, 최소 혈압 89밀리 이하, 고혈압과 정상 혈압 사이의 경계역(境界域) 고혈압이다.

고혈압은 갱년기 장해와 비슷한 증상이 일어난다

고혈압 중에는 이미 고혈압의 원인이 되는 병이 있어서 그 병의 결과로써 일어나는 경우가 있다. 그것을 2차성 고혈압 또는 증후성(症候性) 고혈압이라고 한다. 그러나 고혈압의 대부분은 원인을 알 수 없는 타입으로 본능성 고혈압이라고 부르고 있다.

어째서 혈압이 오르는가 하는 것은 잘 알려져 있지 않지만 신장에서 분비되는 물질이나 몇 가지 호르몬의 작용이 지적되고 있다. 식염의 주성분인 나트륨은 혈압을 상승시킨다는 것이 알려져 있으며, 체질도 관계가 있다.

고혈압이 무서운 것은 심장에 부담이 가기 때문에 심장병을 일으키기도 하고, 뇌의 동맥에 압력이 가해지기 때문에 뇌출혈을 유발할 뿐 아니라 당뇨병, 신장염, 안저출혈(眼底出血) 등 중대한 병의 원인이 되기도 하며 이들 병을 악화시키기 때문이다. 동맥경화를 촉진시키기도 한다.

고혈압이 되면 두통, 목, 어깨 결림, 현기증, 이명, 동계, 숨가쁨 등 갱년기 장해와 비슷한 증상이 일어난다. 이와 같은 증상을 갱년기이니까 라고 방치해 두는 것은 위험하다. 또 혈압이 상당히 높아질 때까지 자각 증상이 일어나지 않는 경우도 있으므로 30대 후반이 되면 1년에 1~2회는 혈압 측정을 받는다. 그리고 혈압은 끊임없이 변동하므로 일시(日時)를 달리하여 재보는 것이 중요하다.

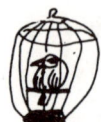

② 성인병 대책도 잊어서는 안된다

동맥경화

동맥경화는 심근경색(心筋梗塞)이나 뇌경색(腦梗塞)의 원인이 된다

동맥의 벽은 어느 정도의 압력에는 견딜 수 있도록 탄력이 풍부한 단백질로 만들어져 있다. 그러나 나이를 먹음에 따라 노화되어 탄력이 적어지고 딱딱해지는데, 이것이 동맥경화(動脈硬化)이다.

동맥경화가 되면 혈액을 내보내는 힘이 약해져서 혈액의 길인 내공(內腔)에 콜레스테롤이나 중성 지방 등의 지방이 침착되기 쉬워지는데, 이렇게 되면 혈액이 흐르기 어려워진다. 이것이 죽상(粥狀)동맥경화증으로, 일반적으로 동맥경화라고 하는 상태이다.

동맥의 내공이 좁아지면 거기에서부터 끝의 조직에 닿는 혈액의 양이 감소되고 진행되면 절대 침착되게 되며, 더 나아가 혈액이 완전히 흐르지 못하게 된다. 좁아진 곳에 혈전이 모이고 혈류를 막는다.

또한 동맥 내벽에 상처가 나면 거기에 혈소판(血小板)이 응집되어 출혈을 멈추게 하고 상처를 낫게 하기도 하는데, 이때 내벽의 근육이 증식되어 혹이 되기도 하며 혈류를 방해하여 지방을 침착시키는 경우도 있다.

심장을 돌보는 관동맥에서 혈액의 순환 장애가 일어나면 협심증(狹心症)이나 심근경색이, 뇌동맥에서면 뇌경색이 된다.

몸에 좋은 기름과 나쁜 기름

동맥경화는 식생활과 깊은 관계가 있다. 그 중 소고기, 돼지고기 등에 포함되어 있는 지방이나 유지방은 동맥경화를 촉진시키므로 지나치게 섭취하는 일이 없도록 주의해야 한다. 동물성 지방이라고 하더라도 생선에는 동맥경화를 예방하는 지방산이 포함되어 있다.

식물성 기름에 포함되어 있는 리놀산도 동맥경화를 예방한다.

콩 등에 포함되어 있는 식물성 단백질과 오징어나 조개 등에 포함되어 있는 단백질도 동맥경화를 예방한다.

콜레스테롤이 많은 식품을 지나치게 섭취하는 것은 좋지 않지만 갱년기 이후에도 계란을 하루에 한 개 정도는 먹는 편이 좋을 것이다.

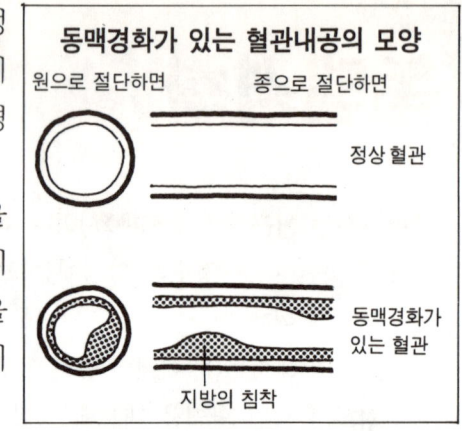

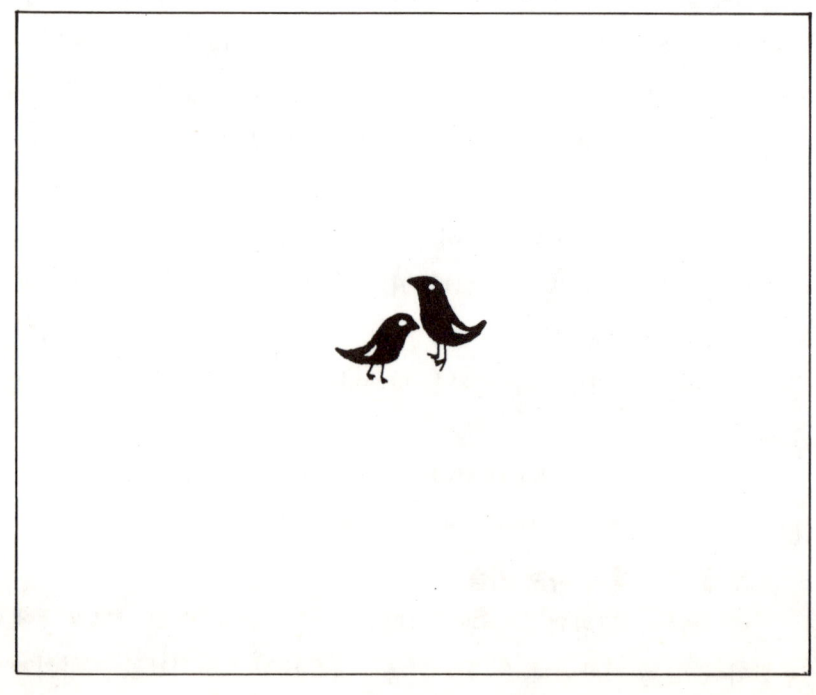

③ 성인병 대책도 잊어서는 안된다

비만

비만인가 아닌가는 이렇게 판단한다

비만이란 피하 지방이 일정한 기준 이상으로 붙어 있는 상태를 말한다. 그 기준으로써 여러 가지가 사용되고 있는데, 예를 들면 본인의 신장, 체중을 조사하여 '표준 체중'을 정한 다음, 표준 체중의 20% 이상일 때를 비만이라고 판단하는 경우가 있다. 또 브로커의 지수를 개량한 '브로커의 가변법'도 널리 이용되고 있다.

브로커의 지수란 센티미터로 나타난 신장에서 100을 뺀 수인데, 이것은 우리에게는 맞지 않으므로 보통 이 수에 0.9를 곱한 것을 기준으로 하고 있다. 예를 들면 155cm의 신장인 사람이면 (155−100)×0.9=49.5로 49.5kg이 된다. 이 체중의 상하 10% 이내를 정상 체중이라 하고 20% 이상을 비만이라고 한다.

그렇다고는 해도 이것으로 분명한 것을 알 수는 없다. 지방의 정도를 조사하는 간단한 기구도 있고 내과 의사에게 조사를 받을 수도 있다. 그러나 일반인의 신장에서 100을 빼고 0.9를 곱한 수를 기준으로 삼고 자신의 체중을 그것의 10% 이내로 컨트롤하면 좋을 것이다.

지방과 당질의 지나친 섭취가 특히 문제

비만 그 자체는 병이 아니지만 다수의 성인병의 원인이 되고 성인병을 촉진시킨다.

우선 제일 먼저 지방이 늘면 그 만큼 쓸데없는 짐을 진 것과 같은 것으로서 심장이나 폐에 부담이 간다. 심장, 간장 등 여러 장기(臟器)에도 지방이 쌓여 이들 장기의 작용이 나빠진다.
 비만은 동맥경화나 고혈압을 촉진하며, 당뇨병, 통풍, 요통 등을 일으키게 되고 단명(短命)한다고 일컬어지고 있다.
 비만은 체질과도 깊은 관계가 있지만, 보다 중요한 요인은 칼로리의 지나친 섭취, 지나친 식사가 원인이다. 특히 지방과 당질의 지나친 섭취가 문제로, 간식은 삼가한다. 또 운동을 하여 에네르기를 사용할 필요도 있다.

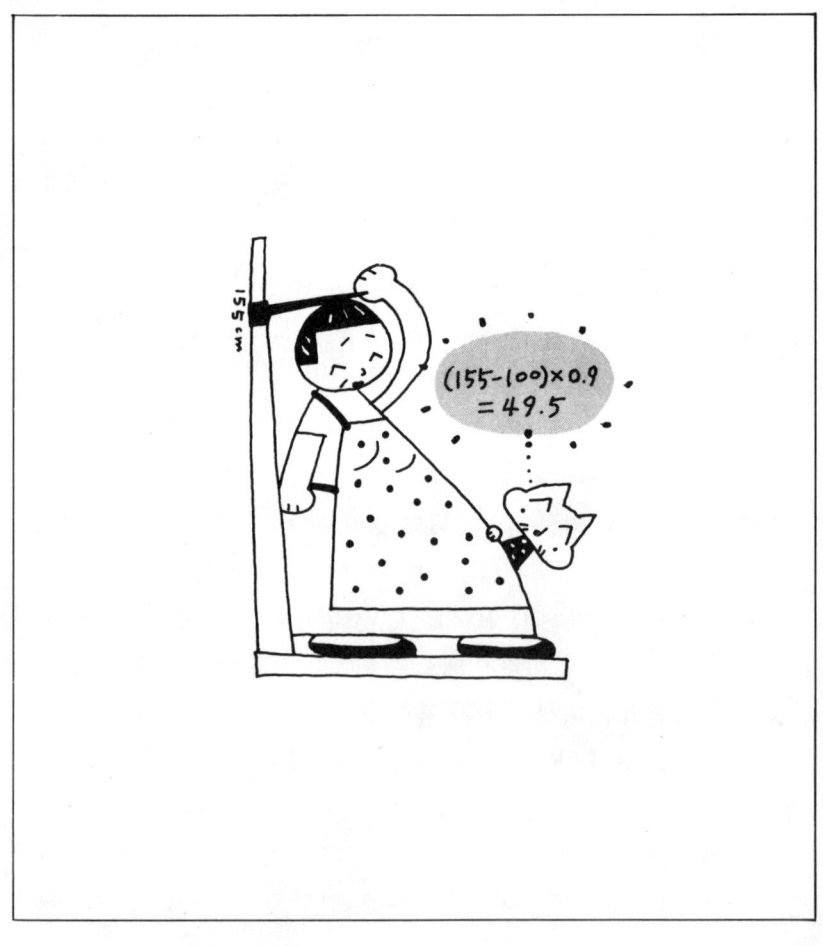

④ 성인병 대책도 잊어서는 안된다

뇌졸중, 심장병

전조증상으로 손발의 마비나 저림이 나타나는 경우도

뇌의 혈액순환 장해가 있는 뇌졸중은 옛날부터 우리 나라 사람에게 많았던 병이다. 그러나 최근에는 뇌경색 쪽이 많아지는 추세이다.

뇌의 혈액순환 장해가 일어나면 심한 경우에는 쓰러져 의식불명 상태에 빠지기도 하고 사망하기도 한다. 의식이 돌아와도 혈액순환 장해가 일어난 장소에 따라 우반신(右半身)이나 좌반신(左半身)의 마비, 언어장해 등이 남아 조기 발견이 필요하다.

뇌졸중의 전조 증상으로서는 손발의 마비나 저림이 일어나기도 하고 눈이 보이지 않기도 한다. 이것은 뇌의 혈액순환 장해가 일시적으로 일어나는 일과성 뇌허혈(一過性腦虛血) 발작(TIA)으로, 이 뒤에 본격적인 뇌경색(腦梗塞)이 일어나는 경우도 있다.

젊은 여성에게는 적은 심장병도 늘고 있다

심장을 돌보는 관동맥에 혈액순환 장해가 일어나면 심장의 기능이 저하된다. 이것이 허혈성 심장질환으로 초기 단계를 협심증(狹心症)이라 하고, 보다 진행된 것을 심근경색이라고 한다. 협심증은 발작이 가라앉으면 심장이 본래 상태로 되돌아오지만 심근경색은 심근이 사멸해버리고 원래대로 돌아오지 않는다.

허혈성 심장질환은 여성에게는 적은데, 폐경 이후에 많이 는다. 여기에는 체질도 관계가 있다.

발작은 가슴의 격렬한 압박통이 특징이고 등, 왼쪽 어깨, 왼쪽 팔에 통증이 있다. 초기에는 운동을 했을 때나 흥분했을 때 일어나지만 점차 안정되어 있을 때도 일어나게 된다.

허혈성 심장질환은 식생활의 서구화와 함께 계속 증가하고 있다.

적당한 운동과 휴식을 취하고 스트레스를 쌓아두지 않는다

뇌졸중과 심근경색은 스트레스, 과로, 흥분, 초조, 급격한 운동, 급격한 차가움과 따뜻함의 차이 등이 발작을 유발시킨다고 한다. 그런 위험이 있는 사람은 동맥경화나 고혈압을 예방하는 식사에 주의할 것은 물론이고, 일상 생활상의 주의도 필요하다.

즉, 영양의 균형이 잡힌 식사를 하고 적당한 휴식과 운동을 하면 좋지만 좀처럼 그렇게 할 수 없는 것이 현실이다. 이와 같은 생활에 가까워지도록 노력하면서 일년에 1회는 건강 진단을 받아 혈압, 콜레스테롤, 중성 지방의 양 등을 검사한다.

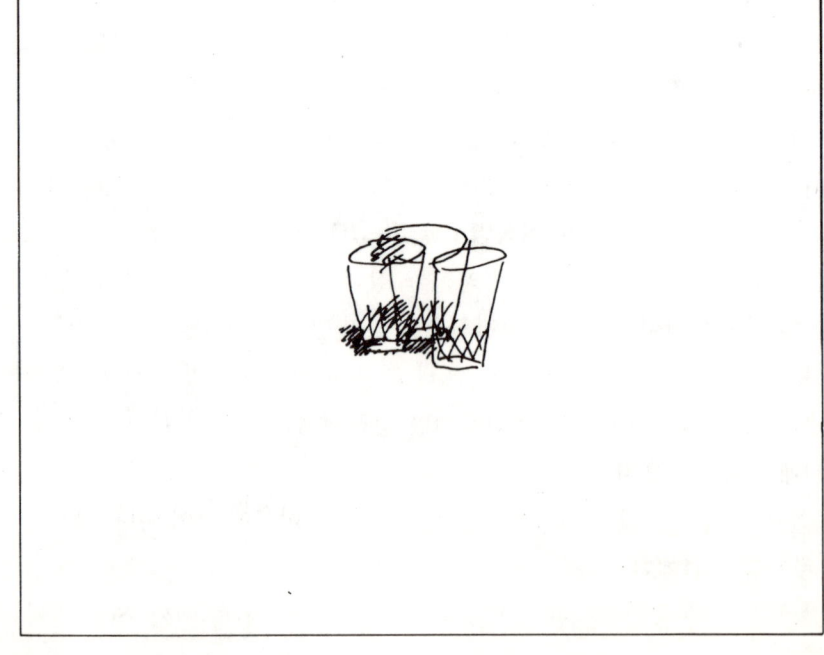

⑤ 성인병 대책도 잊어서는 안된다

그 밖의 병

모든 성인병의 온상이 되는 〈당뇨병〉

인간의 몸의 에네르기원의 하나인 당질은 체내에서 포도당으로 분해되고, 췌장에서 분비되는 인슐린이라는 호르몬의 도움을 받아 근육이나 지방 등의 조직으로 들어간다. 그런데 이 인슐린의 작용이 나빠지거나 충분한 양이 분비되지 않으면 포도당은 조직 속으로 들어가지 못하고 혈액 속에서 어슬렁거리다 뇨 속에 배출되어 버린다.

이것이 당뇨병으로, 에네르기 부족이 일어나 나른해지고 단뇨가 나오게 된다. 이때 당과 함께 수분도 뇨 속으로 나가므로 혈액이 짙어진다. 그러면 혈액을 정상으로 묽게 하기 위해 이상하게도 목이 자꾸 말라 물을 많이 먹게 된다. 또한 단 것도 찾게 된다.

초기에는 살이 찌지만 상태가 진행되면 마르고 저항력이 약해져 감기에 잘 걸린다. 동맥경화도 진행되고 뇌졸중, 심근경색, 신장병이나 당뇨병성 망막증 등 눈의 상태도 나빠져 실명(失明)하게 된다.

당뇨병은 체질과도 매우 관계가 깊어 부모나 형제 중에 당뇨병 환자가 있으면 이 병에 걸리기 쉽다. 그러나 체질 뿐만이 아니라 몇 가지의 후천적인 요인이 가해져 병이 발생하게 된다.

후천적인 요인 중에서 가장 중요한 것이 비만이다. 가벼운 당뇨병이라면 정상으로 되돌리는 것 만으로 치료할 수 있다. 그 밖에 고혈압, 스트레스, 세균 등에 의한 감염증, 부신피질 호르몬제 등도 발병을 촉진시킨다.

당뇨병 치료의 기본은 식사와 운동

당뇨병은 그냥 방치해 두면 합병증을 일으키기 쉽지만 조기에 발견하여 혈당치를 조절하면 보통 사람과 같은 생활을 보낼 수 있다. 그를 위해서는 증상을 알기 전에 뇨나 혈액 중의 당(糖)을 측정하는 검사를 정기적으로 받아야 한다.

특히 근친자 중에 당뇨병 환자가 있는 사람은 이러한 검사를 잊어서는 안된다.

만일 검사에서 당뇨병이라는 것을 알면 적절한 식사와 운동, 약의 복용, 인슐린의 주사 등으로 치료한다. 식사와 운동은 예방에도 도움이 되지만 병의 정도와 합병증의 유무에 따라 임해야 할 조치는 여러 가지이다. 반드시 의사와 상담하여 정하도록 한다.

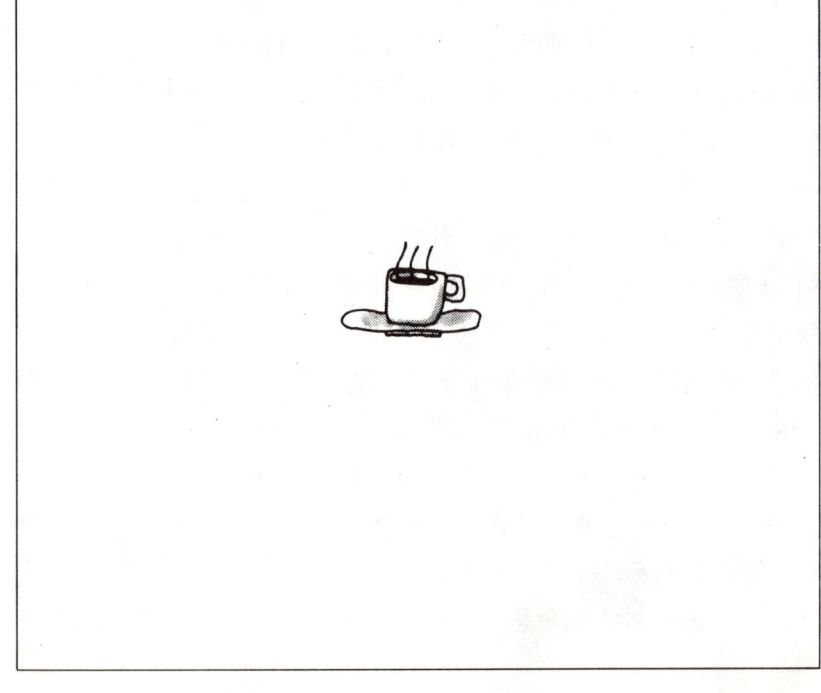

급성기가 지나면 오히려 움직이는 편이 좋다

40대, 50대가 되면 별다른 원인도 없는데 어깨가 아프고 움직일 수 없다가 어느 사이엔가 자연히 나아 버리는 경험이 있을 것이다. 그런 것 가운데 하나가 어깨에 나타나는 증상으로, 어깨의 관절과 주위 조직의 노화와 관련되어 있는 것이다.

어깨에 열이 있거나 움직일 수 없을 정도의 격렬한 통증이 있을 때는 냉습포를 하고 안정을 취해야 한다. 그러나 이 급성 염증이 가라앉아서 움직이지 않고 있으면 오히려 더 낫지 않게 된다.

또 손을 천천히 전후좌우로 움직이고 원을 그리는 운동과 체조도 유효하다.

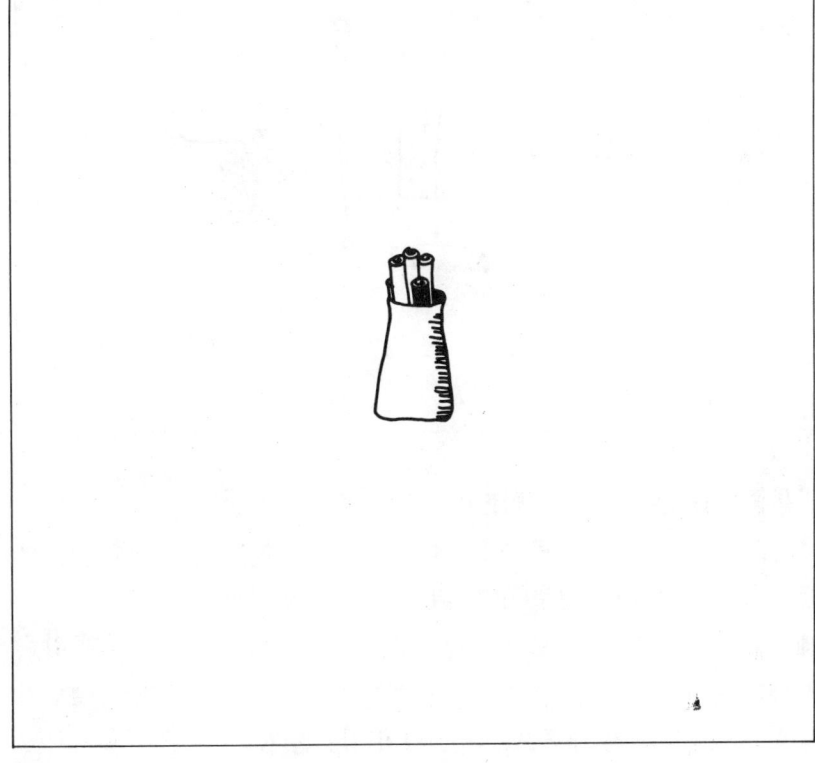

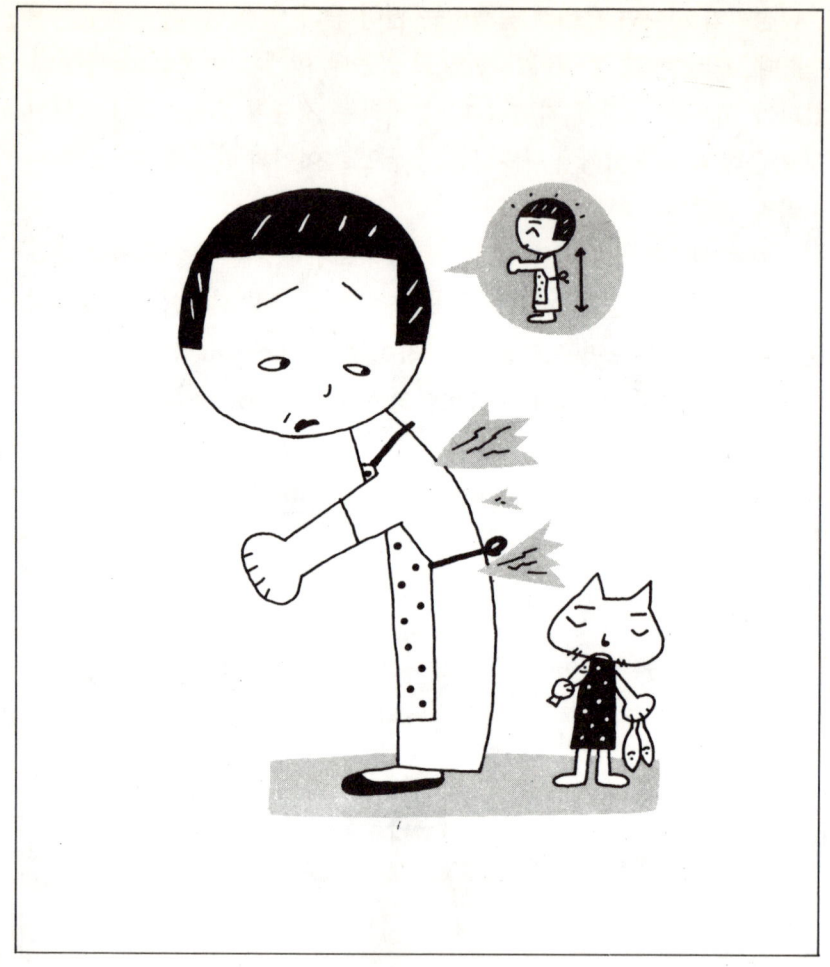

통증, 저림, 나른해서 고민한다 〈어깨, 목, 팔증후군〉

목, 어깨, 팔증후군이란 목, 어깨, 팔에 걸쳐 통증이나 저림, 나른함 등을 보이는 병이다. 경추(頸椎)의 변형 등이 원인이 되는 경우도 있는데, 대부분은 근육의 피로가 원인이다. 타이피스트나 키펀치 등과 같은 사람의 자세 등 장시간 팔이나 손을 쓰는 사람에게 많은 병인데, 갱년기 이후의 여성도 운동 부족으로 일어나기 쉬워진다.

통증이 있는 동안은 되도록 팔이나 손을 쉬도록 하는 것이 중요한데, 스트레스는 증상을 더 악화시키므로 기분전환도 잊지 않는다. 통증이 가라앉으면 상반신을 움직이는 체조를 실시하여 운동 부족을 해소하도록 하자.

뼈가 골절되기 쉬워진다

젊을 때는 튼튼하던 뼈도 노화에 의해 약해진다. 다른 조직과 마찬가지로 끊임없이 반복하던 신진대사가 느려져 뼈에 침착되는 칼슘이 나빠진다. 그 결과, 뼛속의 칼슘이 적어져 뼈가 물러진다.

뼈가 물러져 등뼈가 찌부러져 등이 굽기도 하고, 등이나 허리가 아프기도 하며 골절도 쉽게 일어난다. 정형 외과 의사의 치료가 필요하게 되는데, 뼈를 튼튼하게 하기 위해서는 칼슘이나 단백질을 충분히 섭취할 필요가 있다.

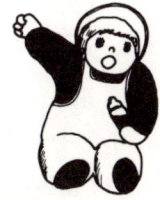

① 이것만은 알아두자

갱년기 여성은 마음의 병으로도 고민하기 쉽다

마음의 문제로 신체에 증상이 나타나는 일도

마음의 문제가 얽혀 일어나는 병에는 심신증(心身症), 신경증(神經症), 정신병, 3가지가 있다.

심신증은 신경증과 혼돈되는 경우도 있는데, 심리적인 원인이 신체 증상으로 일어나며 마음 상태가 병은 아닌 경우를 심신증이라고 한다. 걱정되는 일 때문에 고혈압이 되기도 하고 일의 실패로 만성 설사를 일으키는 경우도 이 심신증에 속한다.

이에 대해 신경증(노이로제)이란 마음 상태가 병인 것이다. 불안 신경증을 예로 들면, 이유도 없이 불안을 느끼는 병을 말한다. 신경증에는 불안 신경증 외에도 강박 신경증, 심기증(心氣症), 공포증, 히스테리 등이 있다.

강박 신경증이란 본인이 불합리하다는 것을 알면서도 그런 행위를 해버리는 병이다. 자신의 손이 더럽지 않은데도 손을 씻지 않고서는 견딜 수 없는 불안, 공포 등도 그 한 예이다. 또한 심기증이란 신체의 어딘가에 이상이 있다고 생각하는 병이다. 그 때문에 현기증, 동요, 두통 등의 불안이 일어나기도 한다. 공포증은 어떠한 특정 대상이나 상황에 대해 강한 공포를 느끼는 병인데, 대인(對人)공포, 고소(高所)공포, 암소(暗所)공포, 폐소(閉所)공포 등 여러 가지가 있다.

히스테리도 그 유형은 다소 다르지만 신경증의 하나이다.
갱년기에 자주 발생하는 공소증후군
갱년기 여성이 걸리는 심인성 병 중에서 특징적인 것이 '공소증후군(空巢症候群)'이다. 이것은 자식이 고등학교나 대학을 졸업하여 사회인이 된 때, 또는 결혼하여 부모의 도움을 별로 필요로 하지 않을 때 등에 많이 일어난다.

자신을 돌아볼 여유도 없이 정신없이 자식을 기르다가 겨우 한 사람 몫을 해내게 되어 돌보아줄 대상이 없어지면 마음이 허전해지는 병이다.

남편과의 관계가 긴밀하면 다소의 쓸쓸함을 동반해도 병이 될 염려는 없다. 그러나 자식을 키우다 문득 생각해보면 남편의 존재가 매우 작아져 있는 경우가 있다. 이 공소증후군은 심신증의 하나라고 할 수 있다.

주부가 갖고 있는 마음의 문제 대부분은 가정내의 인간 관계가 원인
최근에는 결혼 연령이 늦은 여성과 결혼해서도 한동안은 자식을 갖지 않으려고 하는 여성이 늘고 있다. 그 때문에 갱년기가 되어도 자식이 혼자 설 수 없는 가정이 많다. 이와 같은 가정에서는 자식의 등교 거부나 가정내 폭력 등이 원인이 되어 심신증이나 신경증을 일으키는 경우가 있다.

또 남편의 영전(榮轉), 좌천(左遷), 정년(定年) 등이 원인이 되는 경우도 있다. 특히 정년은 남성에게 있어서는 삶의 보람이 없어져 버릴 정도의 충격이 되는 경우가 많다. 그리고 남편의 바람기가 원인이 되는 경우도 많다. 여자가 강해졌다고 일컬어지는 현대에도 남편의 바람기는 동서양을 막론하고 여성 심신증의 최대의 원인이 되고 있다.

게다가 고부간의 갈등이 병의 원인이 되는 경우도 있다. 수명이 길어진 현대에는 갱년기 여성이 나이 든 시어머니를 돌보는 경우도 있으며, 또한 갱년기 여성이 며느리인 경우도 있다.

밖에서 일을 하는 여성인 경우에는 직장에서의 인간 관계가 심인성

> ### 갱년기 장해의 불쾌한 증상을 완화하는 자율 훈련법
>
> 자율 훈련법(셀프 컨트롤)은 1932년 슐츠에 의해 개발되었다.
> 일종의 자기 최면에 의한 심리적·생리적 치료법으로, 공식화된 어구(語句)를 반복 이미지하면서 몸의 반응을 촉진시키고 릴렉스시키며 불안이나 긴장을 풀어간다.
> 방법은 우선 너무 밝게 하지 말고 온도, 습도, 통풍 등이 알맞은 조용한 장소에서 눕거나 의자에 앉아 편한 자세를 취하고 마음을 안정시킨다. 그리고 '손발이 무겁다', '손발이 따뜻하다', '심장이 안정되고 규칙적으로 뛰고 있다', '편하게 숨을 쉴 수 있다', '뱃속이 따뜻하다', '이마가 시원하다'라는 순서로 하나씩 자기 암시를 하면서 불안이나 긴장을 풀어간다. 자율훈련은 심신증의 치료법으로써 널리 실시되고 있으며, 부정맥, 두통, 요통, 불면 등 여러 가지 증상을 치료하기도 하고 경감시키는 것 외에 심리적인 문제가 원인이 되어 일어나는 갱년기 장해의 증상도 완화시켜 준다.
> 자율 훈련법은 다른 요법과 달리 환자 자신이 자주적으로 행할 수 있고, 일반인이 정신적 통일을 기할 수 있으며 심신의 긴장이나 불안을 푸는 방법으로서도 도움이 된다. 단, 처음에는 전문가의 지도를 받는 편이 좋을 것이다.

병을 유발시키기도 하지만 가정에만 있는 주부인 경우에는 대부분이 가정내의 인간관계에서 비롯된다.

남편을 나무라기 전에 명심해야 할 것

심인성 병은 그 원인이 되고 있는 인간관계를 개선하거나 자신의 나약함을 극복하고 원인을 제거하지 않으면 정말 치료했다고 할 수 없다. 약을 복용해서 일시적으로 증상이 가라앉더라도 재발될 가능성이 높기 때문이다. 치료상 중요한 이런 노력은 심인성 병을 내연에 방지하는 것도 되므로 우선 가정내의 인간관계에 대해 생각해보자.

가정 생활의 중심은 부부이며, 자식은 20세 이후가 되면 자립하게 된다. 그때 부부의 관계가 친밀하면 자식의 자립을 진심으로 축복할 수 있다. 하지만 남편은 일만 하고 자신을 거들떠 보지도 않는다는 불만을 갖고 있는 여성이 많을지도 모른다. 분명 그런 면이 있더라도 남편을 나무라기 전에 지금까지의 자신을 되돌아볼 필요가 있다.

② 이것만은 알아두자

병원에서는 이렇게 치료한다

우선은 평소에 다니던 의사를 찾아 본다

갱년기 장해는 호르몬의 변화 때문에 일어나는 것이므로 갱년기가 지나면 자연히 가라앉는다. 그렇다고는 하더라도 가만히 있을 수 없다면 적절한 의사의 치료를 받으면 한결 편해진다. 경우에 따라서는 갱년기 장해라고 생각했던 것이 실은 중대한 병일 경우도 있으므로 한번 의사의 진단을 받아두는 쪽이 좋을 것이라고 생각한다.

그러나 여기에서 문제가 되는 것은 증상이 워낙 다채롭기 때문에 어떤 과(科)를 방문하면 좋을지 알 수 없는 경우이다. 사람에 따라서는 어깨결림이나 요통은 정형외과, 눈의 피로는 안과, 설사는 소화기과, 불면이나 긴장은 정신과를 찾아간다.

그러나 평소에 다니던 의사에게 상담을 청하는 것이 좋다. 갑자기 큰 병원에 가는 것 보다 그 편이 현명한 일이다.

평소에 진찰을 받던 의사라면 그 증상의 종류나 정도에 따라 필요하다면 다른 전문의를 소개해 줄 것이다.

단 부정출혈, 분비물의 증가, 생리통이나 성교때의 고통 등일 때는 꼭 산부인과를 찾는다.

약물 요법-호르몬제, 자율신경 조절제 이외에 한방약도

갱년기 장해의 치료로는 약물 요법과 심리 요법이 중심이 되는데, 때로는 단식 요법이 행해지는 경우도 있다.

약물 요법으로써는 이하에 설명할 호르몬제, 자율신경 조절제, 비타민제, 정신 안정제, 한방약 등이 쓰인다.

① 호르몬제

갱년기 장해는 본래 호르몬의 변화로 일어나는 것이므로 호르몬제를 사용하는 것이 당연하다고 하면 당연한 일인데 단, 적어진 호르몬을 원래대로 되돌리는 것이 목적은 아니다. 호르몬제를 사용하는 것은 호르몬 중추를 자극하고 그 파급이 자율신경중추에까지 작용하게 하는 것이 목적이다.

호르몬제 중에서도 자주 쓰이는 것은 남성 호르몬과 여성 호르몬의 합제(合劑)로 작용이 약한 것이다.

난포 호르몬(에스트로겐)도 자주 쓰이지만 너무 강하면 투여를 멈추었을 때 출혈하는 경우가 있다. 그를 피하기 위해 난포 호르몬을 조금씩 투여하는 미량 요법이 쓰이고 있다.

그 외에 난포 호르몬과 남성 호르몬의 혼합제, 황체 호르몬제 등도 쓰인다.

② 자율신경 조절제

자율신경의 작용을 조정하는 작용이 있는 약으로 자주 쓰이는 것은 r-오리자놀, 베라고린 등이다. r-오리자놀이라는 것은 자율신경 중추와 호르몬 중추에 작용하며, 이들 중추의 노화를 막고 활성화를 기함으로써 자율신경의 실조를 치료하는 약이다. 또한 베라고린은 자율신경의 중추와 말초를 차단함으로써 실조 상태를 개선해 준다.

또 r-오리자놀에 비타민 E를 병용하는 경우도 있다. 비타민 E에는 노화 예방 작용이 있다고 하며, 모세혈관을 확장하는 작용도 인정되고 있다. 모세혈관의 확장은 혈액순환을 촉진함으로써 손발의 냉증, 어깨 결림, 요통 등에 효과가 있다고 한다.

③ 정신 안정제

> ### 성생활을 만족시키는 작은 요령
>
> **성생활이 풍부한 사람은 질의 위축도 적다**
> 대부분 우리 여성은 폐경 후에 성적 욕구가 약해진다 라는 말이 있다. 그것은 아마 호르몬의 변조나 자궁 위축 등의 원인도 있을 것이다. 갱년기 후반부터 질도 점차 위축되어 가므로 성교 장해 등이 일어나는 것은 당연하다.
> 그러나 오히려 기질적(器質的) 변화 보다 폐경을 여성으로서의 끝이라고 착각해 버리는 사람이 많은 것 같다. 폐경 후에도 성생활을 이전과 다름없이 하고 있는 사람은 질의 위축이 적은데 비해 성생활을 하지 않는 사람의 경우에는 급격히 위축되어 버린다. 기질적인 변화도 생활의 방법에 따라 변하는 것이다.
> 여성 호르몬 중 난소에서 분비되는 난포 호르몬이나 황체 호르몬은 적어지지만 이들은 생식과 관계 있는 호르몬이다. 성적 욕구를 촉진시키는 고나드트로핀은 오히려 늘 정도이므로 욕구가 강해져도 이상할 것은 없다. 사실 임신 걱정이 없으므로 오히려 섹스를 마음껏 즐길 수 있다는 사람도 있다.
>
> **아픈 사람은 제리를 이용한다**
> 질이 위축된 탓으로 성교통이 있거나 남편의 요구에 응하는 것이 고통스러운 사람은 윤활제로써 제리를 이용하면 편하다.
> 질구(膣口)가 적어 제리를 이용해도 통증이 있을 때는 수술에 의해 질구를 벌릴 수 있다. 수술 자체는 간단한 것이다. 산부인과 의사와 상담하기 바란다. 자궁, 질, 방광 등이 하수되어 성생활에 지장이 있는 사람도 수술에 의해 고칠 수 있다.
> 성생활을 풍부하게 하기 위한 이런 연구를 부끄럽게 느끼는 사람이 있을지 모르지만 성생활이 풍부해지면 마음도 몸도 싱싱해진다. 싱싱하고 젊게 사는 것은 갱년기의 불쾌 증상을 가볍게 한다는 의미에서도 필요하다.

불면, 초조 등 정신적인 증상이 심한 사람에게 정신 안정제가 쓰이는 경우가 있다. 가장 많이 쓰이는 것은 트런키라이지 라는 작용이 약한 정신 안정제이다.

④ 한방약

동양 의학에서는 월경에 관계된 여러 증상을 '혈액의 도증(道症)'이라고 부르고 있다. 젊은 여성도 혈액의 도증으로 고민하고 있는 경우가 있지만, 가장 많이 나타나는 시기는 갱년기이다.

한방약 중에는 갱년기 장해에 효과가 높은 것이 많으며, 게다가 체질이나 증상에 맞는 것을 선택하면 부작용의 걱정도 없다.

자주 쓰이는 한방약으로는 가미소요산(加味逍遙散), 시호가용골모려탕(柴胡加龍骨牡蠣湯), 당귀작약산(當歸芍藥散), 계지복령환(桂枝茯苓丸), 여신산(女神散), 도핵승기탕(桃核承氣湯), 반하후박탕(半夏厚朴湯) 등이 있다.

단 한방약이라면 전부 부작용이 없다고 생각하여 선뜻 선택하는 사람이 있는데, 맞지 않는 약을 쓰면 상당한 부작용이 있다. 잘 상담하여 선택한다.

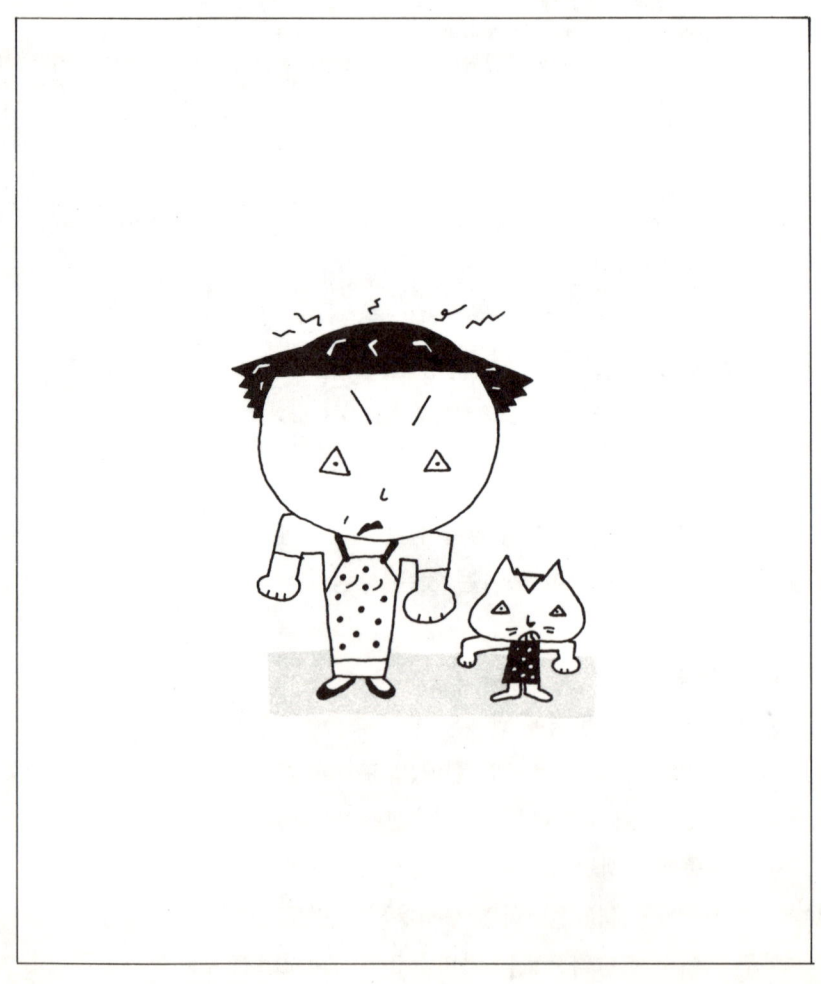

심리요법 — 심리적 원인으로 일어나는 증상에 유효

심리적인 것이 원인이 되어 일어나는 증상에 대해서는 약 뿐만이 아니라 심리적인 면에서의 치료가 행해진다.

불면이나 초조 등은 심리적인 원인이 크게 작용하고 있는 것인데, 그밖에 신체에 나타나는 증상 중에도 정신적인 갈등이 원인이 되는 경우가 있다.

심리적인 치료로써는 정신분석 요법, 최면요법, 자율훈련법 등 여러가지 방법이 있다. 심리 요법은 내과, 정신과, 신경과 등에서 행하고 있다.

또 단식법은 음식을 끊음으로써 신체 기능을 재조정하는 것이다. 이 방법은 경험이 풍부한 의사의 지도를 받아야 한다.

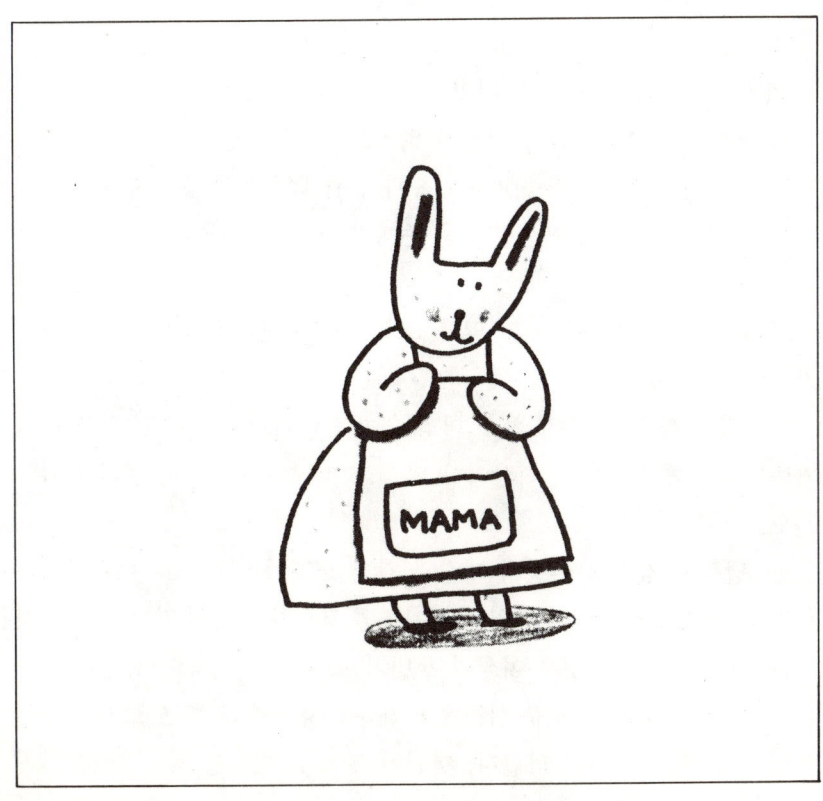

③ 이것만은 알아두자

남편의 마음 씀씀이 하나로 아내의 고통이 경감된다

'피곤해'라고 말할 것이 아니라

이 페이지는 가족, 특히 남편이 읽었으면 하는 부분이다. 그 이유는 갱년기에 일어나는 불쾌증상은 가족과의 관계에 의해 좋아지기도 하고 나빠지기도 하며 특히 가장 가까운 존재인 남편과의 관계가 크게 좌우되기 때문이다.

남성에게도 당연 노년기가 있다. 그러므로 숙년기에서 노년기로 들어가는 시기 역시 존재한다.

노안경이 필요해지기도 하고 머리 숱이 적어지기도 하는 것 등은 언젠가는 모두에게 나타나는 현상이다. 체력도 떨어지며 요통이 쉽게 일어나기도 한다.

단, 남성의 경우엔 여성의 폐경과 같이 노화가 극적으로 나타나지는 않는다. 정자가 만들어지지 않는 성기능의 저하가 조금씩 진행되며, 이것이 완전히 멈춰지는 것은 여성의 갱년기 보다 훨씬 나중이다.

그러므로 아내의 괴로운 심정을 이해하기 어려울 지도 모르지만 부디 여성에게 눈길을 주기 바란다. 갱년기 장해로 병원을 찾아 여러 가지 검사를 해도 이상이 발견되지 않는 경우가 자주 있는데, 그것이 증상을 한층 악화시킬 수도 있다.

인생 상담을 할 때 제일 중요한 점은 상대의 이야기를 잘 들어 주는 것이라고 한다. 비록 고민스런 일이 해결되지는 않더라도 누군가에게 마음을 터놓으면 가슴이 후련해진다.

갱년기 장해의 경우도 이와 비슷한 것으로, 누군가에게 괴로운 심정을 터놓고 이야기 하는 것만으로도 증상이 편해지는 경우가 있다. 남편에게나 의사에게도 자신의 호소를 할 수 없을 때 불안 증상이 한층 심해지는 것이다. 그러므로 아내가 이러한 불쾌증상을 호소하면 '일로 피곤해.'라고 하지 말고 '정말 괴롭겠군'이라는 한 마디를 해주기 바란다.

'맛있었다'라는 한 마디가 큰 격려가 된다

한 가정의 기둥인 남성도 역시 일로 피곤할 것이다. 하물며 40대 이후의 남성인 경우에는 쇠약해진 체력과 싸우면서 일을 하고 있으므로 스트레스도 많다.

그러나 남성의 일에는 그 나름대로의 평가가 주어진다. 평가가 낮다는 불만을 품고 있는 사람도 있을지 모르지만 자신이 기획한 상품이나 기획물이 잘 팔릴 때면 그 자체가 하나의 평가가 되고 월급이라는 형태로 평가된다.

그러나 가정에 있는 전업 주부는 금전적인 평가를 받고 있지 않다.

그럴 때 남편으로부터 '이 요리 맛있군.'이라는 한 마디의 칭찬을 듣는 것은 주부에게 큰 격려가 될 것이라고 생각한다.

멋쩍더라도 가끔은 '칭찬의 말'을

신혼 시절에는 자주 아내에게 선물을 하던 남편도 40~50대가 되면 하지 않는 것 같다. 그러나 가끔은 젊었을 때를 회상하며 작은 선물이라도 해보는 것이 어떨까.

보석 등과 같은 비싼 선물이 아니더라도 월급날 케익을 사갖고 돌아오는 것 만으로도 아내는 기뻐할 것이다.

선물이 아니더라도 휴일날 오후 자신이 손수 차를 끓여 함께 마시는 것도 좋을 것이다. 또 때로는 아내가 입고 있는 옷이나 물건에 신경을 써서 '잘 어울리는데'라는 칭찬의 말을 해 준다.

이처럼 남편이 자신에게 신경을 써 주고 있다는 생각을 하면 아내는 괴로운 증상을 잘 이겨내게 될 것이다.

마음이 전달된다면 어떤 방법이라도 상관없다

갱년기 라면 아직 시어머니가 건재한 사람도 있을 것이고 며느리가 있는 사람도 적지 않을 것이다. 남자에게는 어리석게 여겨지는 고부간의 갈등도 여성에게 있어서는 결코 작은 문제라고는 할 수 없다.

남성은 술, 도박, 골프 등으로 밖에서 기분전환을 할 기회가 많지만 가정에 있는 여성에게는 좀처럼 그러한 기회가 없다. 게다가 연로하신 시어머니라도 있으면 밖에는 더욱 나갈 수가 없다.

그러므로 때때로 둘만의 시간을 갖도록 하자. 두 사람만의 여행, 외식, 영화 등을 즐겨도 좋고 섹스는 없더라도 살을 맞대고 자는 것도 좋을 것이다. 남편의 상냥함이 느껴지면 되는 것이다.

부부가 둘만의 시간을 갖는 것은 정년 후의 생활을 풍부하게 한다는 데도 중요한 의미가 있다. 또한 이것은 남편 자신을 위해서도 필요하다는 것을 꼭 이해하기 바란다.

```
판 권
본 사
소 유
```

갱년기 장해 치료법

2003년 9월 25일 재판
2003년 9월 30일 발행

지은이 / 현대건강연구회
펴낸이 / 최　　상　　일

펴낸곳 / 太乙出版社
서울특별시 강남구 도곡동 959-19
등록 / 1973년 1월10일(제4-10호)

ⓒ2001, TAE-EUL publishing Co., printed in Korea
잘못된 책은 구입하신 곳에서 교환해 드립니다.

■ 주문 및 연락처

우편번호 100-456
서울특별시 중구 신당6동 52-107 (동아빌딩 내)
전화 / 2237-5577 팩스 / 2233-6166

ISBN 89-493-0188-1 13510

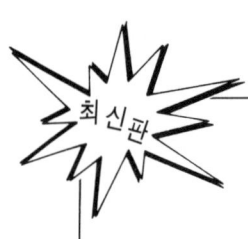

"太乙出版社가 엄선한 현대 가정의학 시리즈"

❋ 현대 가정의학 시리즈 ①
눈의 피로, 시력감퇴 치료법

❋ 현대 가정의학 시리즈 ②
명쾌한 두통 치료법

❋ 현대 가정의학 시리즈 ③
위약, 설사병 치료법

❋ 현대 가정의학 시리즈 ④
스트레스, 정신피로 치료법

❋ 현대가정의학 시리즈 ⑤
정확한 탈모 방지법

❋ 현대 가정의학 시리즈 ⑥
피로, 정력감퇴 치료법

❋ 현대 가정의학 시리즈 ⑦
완전한 요통 치료법

❋ 현대 가정의학 시리즈 ⑧
철저한 변비 치료법

❋ 현대 가정의학 시리즈 ⑨
완벽한 냉증 치료법

❋ 현대 가정의학 시리즈 ⑩
갱년기장해 치료법

❋ 현대 가정의학 시리즈 ⑪
감기 예방과 치료법

❋ 현대 가정의학 시리즈 ⑫
불면증 치료법

❋ 현대 가정의학 시리즈 ⑬
비만증 치료와 군살빼는 요령

❋ 현대 가정의학 시리즈 ⑭
완벽한 치질 치료법

❋ 현대 가정의학 시리즈 ⑮
허리·무릎·발의통증 치료법

❋ 현대 가정의학 시리즈 ⑯
코 알레르기 치료법

❋ 현대 가정의학 시리즈 ⑰
어깨결림 치료법

❋ 현대 가정의학 시리즈 ⑱
기미·잔주름 방지법

❋ 현대 가정의학 시리즈 ⑲
자율신경 실조증 치료법

❋ 현대 가정의학 시리즈 ⑳
간장병 예방과 치료영양식